Kliniktaschenbücher

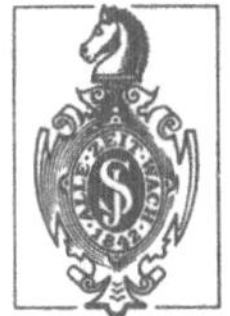

Klaus Poeck

Diagnostische Entscheidungen in der Neurologie

Zweite, überarbeitete und erweiterte Auflage

Springer-Verlag
Berlin Heidelberg GmbH

Professor Dr. *Klaus Poeck*
Direktor der Neurologischen Klinik
Rheinisch-Westfälische Technische Hochschule Aachen
Pauwelsstraße, W-5100 Aachen, Bundesrepublik Deutschland

ISBN 978-3-540-53803-5

CIP-Titelaufnahme der Deutschen Bibliothek. Poeck, Klaus: Diagnostische Entscheidungen in der Neurologie / Klaus Poeck. –
2., überarb. und erw. Aufl.
(Kliniktaschenbücher)
Engl. Ausg. u. d. T.: Poeck, Klaus: Diagnostic decisions in neurology
ISBN 978-3-540-53803-5 ISBN 978-3-662-21782-5 (eBook)
DOI 10.1007/978-3-662-21782-5

Satz: Satz- und Reprotechnik GmbH, 6944 Hemsbach/Bergstraße

25-3130/543210

Vorwort zur zweiten Auflage

Die Gliederung nach diagnostischen Situationen und nicht nach Symptomen oder Krankheiten ist von den Lesern angenommen worden. In dieser Neuauflage habe ich die diagnostischen Überlegungen zu den wichtigsten Situationen ausführlicher beschrieben. Neugewonnene Kenntnisse, die sich im klinischen Alltag bewährt haben, sind an vielen Stellen eingearbeitet. Wo nötig, sind die Möglichkeiten der apparativen Zusatzdiagnostik erörtert. Die Verfahren sollen überlegt, d.h.: mit konkreten Erwartungen eingesetzt werden, nachdem man aus der Anamnese und der körperlichen Untersuchung Hypothesen entwickelt hat. Diagnostische Irrtümer beruhen nicht nur auf Mangel an Wissen, sondern kommen auch durch unscharfes Denken zustande. Entsprechend will das Buch dem Leser nicht nur Kenntnisse, sondern auch eine diagnostische Denkweise nahebringen, in welcher man parallel möglichst viele Optionen gegeneinander abwägt.

Aachen, im Sommer 1991 *Klaus Poeck*

Vorwort zur ersten Auflage

Die Einführung neuer technischer Verfahren, mit denen die Lokalisation von Läsionen und Funktionsstörungen im peripheren oder zentralen Nervensystem möglich wurde, ist für den Diagnostiker von unschätzbarem Nutzen gewesen. Man kann aber nicht übersehen, daß die unkritische Anwendung dieser Hilfsmethoden viele falsch positive Befunde hervorbringt, die unnötige weitere und oft auch invasive technische Untersuchungen zur Folge haben. Diese wiederum führen dann zu überflüssigen medikamentösen und manchmal sogar operativen Behandlungsverfahren und können dem Patienten ein ungerechtfertigtes Krankheitsgefühl geben.

Natürlich kann man das Rad nicht rückwärts drehen und Medizin, insbesondere Diagnostik, auf intuitiver Basis, mehr künstlerisch als wissenschaftlich betreiben. Man soll aber nicht aus den Augen verlieren, daß die Beschwerden und Symptome unserer Patienten sich aus objektiven und subjektiven Elementen zusammensetzen. Jeder Arzt, der seinen Beruf lange genug ausgeübt hat, wird wissen, daß nicht nur objektive Zeichen in charakteristischen Kombinationen auftreten, sondern daß ebenso die Beschwerden der Patienten in einer recht stereotypen Weise geschildert werden. Krankheiten haben ihre Geschichte(n), und man muß diese Geschichten genauso sorgfältig erlernen wie die objektiven Symptome bei der körperlichen Untersuchung und bei den diagnostischen Hilfsmethoden. Wenn ein Befund aus einer Zusatzuntersuchung nicht mit der Krankengeschichte des Patienten übereinstimmt, sollten wir die diagnostische Bedeutung des Zusatzbefundes in Frage stellen.

Die Kunst des Diagnostikers besteht also zu einem sehr großen Teil darin, aufmerksam der Geschichte zuzuhören, die ihm der Patient berichtet. Dies ist kein passives Zuhören. In jedem Stadium der Exploration wird man Hypothesen aufbauen, die im weiteren Verlauf der Exploration bestätigt oder verworfen werden. Am Ende der Anamnese sollten die diagnostischen Möglichkeiten so eingeengt sein, daß die körperliche Untersuchung, so wichtig sie auch sein mag, vermutlich keine Überraschungsbefunde mehr liefern wird. Zusatzuntersuchungen können dann mit klar definierter Fragestellung eingesetzt werden.

Dieses Buch beruht auf einer dreißigjährigen Tätigkeit auf dem Gebiet der Neurologie. Etwa in der Hälfte dieser Zeit habe ich Vorlesungen über neurologische Differentialdiagnose gehalten. Ich habe versucht, ein handliches Buch zu schreiben, das einen pragmatischen Zugang zur Diagnose erlaubt. Das kleine Einführungskapitel wird dem Leser hoffentlich bei der Benutzung des Buches nützlich sein.

Ich habe viel von meinen Patienten gelernt und habe jede Gelegenheit genommen, von den Diskussionen mit meinen engsten Mitarbeitern W. Hacke, M. Hassel, E.B. Ringelstein und H. Zeumer zu lernen.

Aachen, Frühjahr 1986 *Klaus Poeck*

Wie soll dieses Buch benutzt werden?

Das Buch soll am Krankenbett und im Sprechzimmer des Arztes nützlich sein. Ich habe deshalb auf eine ausführliche Erörterung anatomischer oder physiologischer Aspekte verzichtet. Auch therapeutische Überlegungen werden nur am Rande auftauchen, da diese in den verfügbaren Lehrbüchern der Neurologie ausführlich dargestellt sind.

Die Kapitel entsprechen nicht den anatomischen Regionen oder den Unterabschnitten des Nervensystems, weil wir in vielen Fällen am Anfang der diagnostischen Überlegungen noch nicht wissen, wo wir den Krankheitsprozeß lokalisieren sollen. Die Kapitel sind auch nicht nach Krankheitseinheiten gegliedert, weil diese erst am Ende und nicht am Anfang der diagnostischen Überlegungen erkennbar sind. Die Überschriften der Kapitel geben prototypische Situationen an, die uns die Patienten schildern, oder zeigen typische Gruppierungen von Symptomen und Beschwerden. Die Kapitel sind alphabetisch geordnet.

Am Anfang eines jeden Kapitels findet der Leser eine Liste der wichtigsten Diagnosen, die im gegebenen Fall zu berücksichtigen sind. Diese Liste entspricht der Abfolge, in welcher die einzelnen Diagnosen im Text erörtert werden. Sie gibt auf einen Blick einen Eindruck von der Schwierigkeit, die den Diagnostiker in einer gegebenen Situation erwartet. Für jede Diagnose wird das Für und Wider erörtert, und die Möglichkeiten technischer Zusatzuntersuchungen werden wertend dargestellt. Verweise auf andere Kapitel sollen den Vergleich mit ähnlichen Beschwerden und Syndromen erleichtern.

Inhaltsverzeichnis

1 Abnorme Haltung des Kopfes

Der Kopf ist entweder zu einer Seite gedreht oder geneigt, oder es liegen beide Arten abnormer Haltung vor. Die Erörterung in diesem Kapitel ist nicht umfassend, weil abnorme Haltungen, die man bei komatösen oder nur schwach reaktiven Patienten in der Folge ausgedehnter Schädigungen der Großhirnhemisphären und/oder des Hirnstamms beobachtet, nicht analysiert werden. Der pathophysiologische Mechanismus, welcher der abnormen Kopfhaltung bei diesen Patienten zugrundeliegt, die meist auf der Intensivstation beobachtet werden, ist nicht gut bekannt. Zudem haben viele dieser Patienten mehr als eine Läsion im Zentralnervensystem.

1.1 Einseitige Lähmung eines äußeren Augenmuskels

Die häufigste Ursache ist einseitige Lähmung eines äußeren Augenmuskels.

1.1.1 Lähmung des N. trochlearis. Es kann schwierig sein, die vertikale Abweichung des Auges bei Trochlearisparese zu erkennen. Häufig geben die Patienten auch keine sehr anschauliche Beschreibung der Doppelbilder, die beim Blick nach unten auftreten, z.B. wenn sie die Treppe hinuntergehen. Die meisten Patienten halten aber den Kopf in Richtung auf die nicht betroffene Seite gedreht und geneigt, um die ausgefallene Einwärtsrotation auszugleichen, die eine Nebenfunktion des M. obliquus superior ist. Wenn Kopf und Blick gerade gerichtet sind, kann man eine ganz leichte Höherstellung des betroffenen Auges erkennen, die zunimmt, wenn das Auge abduziert wird. In dieser Position sollte der M. obliquus superior das Auge nach unten führen oder halten. Die vertikale Abweichung wird am deutlichsten, wenn der Kopf zur betroffenen Seite geneigt wird, weil jetzt die Aktion des M. rectus superior überhaupt nicht mehr durch den M. obliquus superior ausgeglichen werden kann (Zeichen von Bielschowsky). Isolierte Trochlearislähmung ist selten. Fraktur des Orbitadaches, die sich bei der Computertomographie in Knochentechnik gut darstellt, ist eine wichtige Ursache. Man soll auf subklinischen Diabetes untersuchen, wenn auch dabei die schmerzhafte äußere Oculomotorislähmung häufiger ist.

1.1.2 Lähmung des N. abducens. Viele, aber keineswegs alle Patienten mit Abducenslähmung versuchen, das Doppeltsehen dadurch zu vermeiden, daß sie den Kopf zur betroffenen Seite wenden. Damit wird die gelähmte Seitwärtsbewegung des Auges ausgeglichen. In der Primärposition kann man ein Konvergenzschielen erkennen, das zunimmt, wenn die Augen in die Aktionsrichtung des gelähmten Muskels geführt werden. Dabei nimmt auch das Doppeltsehen zu.

Die einseitige Abducenslähmung kann viele Ursachen haben: Allgemeiner Hirndruck, Schädelbasisbruch, entzündliche oder neoplastische Prozesse der basalen Meningen, epidurales Hämatom, infraklinoidales Karotisaneurysma, multiple Sklerose, Wernicke-Enzephalopathie (in den beiden letzten Fällen oft von Nystagmus und Ataxie begleitet), Miller-Fisher-Syndrom (s. S. 60), Akustikusneurinom (erst nach Auftreten einer ipsilateralen Hörstörung und Fazialisparese).

1.2 Homonyme Hemianopsie

Eine Läsion der Sehbahnen nach ihrer Halbkreuzung im Chiasma opticum führt zur homonymen Hemianopsie. Die Patienten sind in dem Gesichtsfeld kontralateral zur Seite der Läsion blind. Manche Patienten gleichen den Ausfall eines Halbfeldes dadurch aus, daß sie den Kopf zur Seite des Gesichtsfeldausfalles drehen. Man beobachtet keine Neigung des Kopfes. Die Augenbewegungen sind in alle Richtungen möglich, sofern die Hemianopsie nicht von einer horizontalen Blicklähmung begleitet ist. Die Hemianopsie ist durch den sogenannten Konfrontationstest gut nachweisbar. Der Patient wird aufgefordert, dem Untersucher in die Augen zu blicken, der beide Arme zur Seite ausgestreckt hat. Die Hände sollen dabei etwa in der Mitte zwischen Untersucher und Patient sein. Der Patient soll anzeigen, wenn er sieht, daß die Finger des Untersuchers sich auf einer der beiden Seiten oder simultan auf beiden Seiten bewegen. Von einer Hemianopsie ist die halbseitige visuelle Vernachlässigung („Neglect") eines Gesichtsfeldes zu unterscheiden. Den hemianopischen Patienten kann man „lernen" lassen, Kopf und Augen in Richtung des ausgefallenen Gesichtsfeldes zu bewegen, den Neglect-Patienten nicht.

1.3 Horizontale Blicklähmung

Läsionen im Frontallappen, im Parietallappen, im Okzipitallappen oder im Hirnstamm führen zur horizontalen Blicklähmung. Als Faustregel kann man sich merken, daß das zerebrale okulomotorische System den Blick zur kontralateralen Seite „hinüberschiebt". Entsprechend führt eine Schädigung der Hemisphären oder der kortikofugalen Bahnen bis zum Hirnstamm zur konjugierten Abweichung der Augen in Richtung auf die betroffene Seite. Wenn der Patient eine Hemiparese hat, sind die Augen in Richtung auf die nicht gelähmten Gliedmaßen abgewichen. Im Gegensatz zur Hemianopsie gleichen die Patienten die Blicklähmung nicht dadurch aus, daß sie den Kopf zur gelähmten Seite, d.h. von der Seite der Hirnschädigung wegwenden. Im Gegenteil, sehr häufig sind nicht nur die Augen, sondern auch der Kopf zur Seite der Hirnschädigung gedreht. In der Regel bildet sich die hemisphärische horizontale Blicklähmung verhältnismäßig rasch wieder zurück. Infarkte und raumfordernde Läsionen werden mit bildgebenden Verfahren nachgewiesen. Bei CT-Untersuchung ab Ende der ersten Woche bis zur vierten Woche soll man die „Fogging"-Phase beachten, in welcher der Infarktbezirk im CT hirnisodens ist.

Bei Hirnstammläsionen auf dem Niveau der Brücke stellt sich eine Lähmung der horizontalen Blickbewegungen zur Seite der Läsion ein. Bei schweren Fällen sind Augen und Kopf zur Seite der gelähmten Gliedmaßen gewendet, und diese „déviation conjuguée" bleibt sehr viel länger als bei Hemisphärenschädigungen bestehen. Hirnstamminfarkte lassen sich besser im MRT als im CCT nachweisen.

1.4 „Ocular tilt"

Eine seltene Trias aus gleichseitiger Neigung des Kopfes, konjugierter Wendung der Augen und einer langsamen Deviation, bei welcher das ipsilaterale Auge nach unten abweicht, wird in der anglo-amerikanischen Literatur als „ocular tilt" bezeichnet. Das Syndrom zeigt eine ipsilaterale Hirnstammläsion auf dem Niveau der Mittelhirnhaube an. In seltenen Fällen wird diese Abweichung auch nach einer Läsion im ipsilateralen Utriculus beobachtet. Dies ist der Teil des Vestibularorgans (Labyrinthes), der in der Regulierung der Körperhaltung eine führende Rolle spielt.

1.5 Tumor der hinteren Schädelgrube

Bei diesen Tumoren kann der Kopf zur Seite der Läsion geneigt sein, ohne daß eine grobe okulomotorische Funktionsstörung oder ein Gesichtsfelddefekt vorliegen. In der älteren Literatur wurde diese Fehlhaltung als „vestibular tilt" bezeichnet. Kopfschmerzen, Nackensteifigkeit und Stauungspapille erleichtern die Verdachtsdiagnose, die durch bildgebende Verfahren leicht zu bestätigen ist.

1.6 Lähmung des N. accessorius

Der M. sternocleidomastoideus und der obere Teil des M. trapezius werden durch den N. accessorius innerviert. Da die Aktion jedes der beiden Sternokleidomuskeln den Kopf zur Gegenseite dreht, ist bei einseitiger Accessoriuslähmung die physiologische Balance zwischen den beiden Muskeln gestört. Infolgedessen ist der Kopf leicht zur Seite des gelähmten Muskels gewendet, und das Kinn ist in derselben Richtung etwas angehoben. Die Diagnose wird durch Palpation der betroffenen Muskeln während der Innervation wahrscheinlich gemacht und durch den Nachweis von Denervierungspotentialen in der Nadelmyographie gesichert.

1.7 Rückwärtsneigung des Kopfes bei okulärer Myopathie

Bei jeder Art von okulärer Myopathie, bei der die Anhebung der Augenlider und/oder der Augen geschwächt ist, wird der Patient unwillkürlich versuchen, die Schwäche durch eine Rückwärtsneigung des Kopfes auszugleichen.

Man muß verschiedene Diagnosen berücksichtigen. Die Myasthenia gravis ist durch belastungsabhängige Schwäche charakterisiert (siehe auch Kapitel 9), und diese Schwäche kann durch intravenöse Injektion von Substanzen ausgeglichen werden, die die Cholinesterase hemmen oder die postsynaptische Membran erregen. Die dysthyreotische okuläre Myopathie ist nicht notwendig an pathologischen Laboratoriumsbefunden zu erkennen. Ziemlich regelmäßig aber zeigen die bildgebenden Verfahren eine Schwellung der äußeren Augenmuskeln in der Orbita, die zur richtigen Diagnose führt. Langsam fortschreitende Schwäche der äußeren Augenmuskeln findet man bei einer Gruppe von Krankheitsprozessen, deren nosologischer Status noch nicht ganz geklärt ist. Teilweise handelt es sich um Varianten der Muskeldystrophie, teilweise liegt eine neurogene Schwäche vor, und es gibt Kombinationen mit Funktionsstörung in anderen Subsystemen des zentralen und peripheren Nervensystems, aber auch in anderen Organen, die in der anglo-amerikanischen Literatur mit dem Terminus „ophthalmoplegia plus“ bezeichnet werden (Kearns-Sayre-Syndrom, s. a. S. 195).

1.8 Gutartiger okulärer Torticollis

Eine seltene Art von okulärem Torticollis wird in der Kindheit beobachtet. Diese Kinder halten den Kopf zu einer Seite geneigt und gedreht, während die Augen verhältnismäßig ruhig am medialen bzw. lateralen Winkel der Augenhöhle gehalten werden. Damit sollen oszillierende Augenbewegungen vermieden werden, die das normale Sehen in grober Weise beeinträchtigen. Zusätzlich liegt ein irregulärer Kopftremor vor. Während des Schlafes sind die Symptome nicht vorhanden, und die Trias bildet sich nach Monaten oder Jahren spontan wieder zurück. Die Ätiologie ist unbekannt.

2 Abnormitäten der Pupillen und Arreflexie

Wenn die Pupillen in Weite, Form, in Lichtreaktion und Reaktion auf Konvergenz/Nahesehen auffällig sind und wenn zusätzlich die Eigenreflexe oder wenigstens die Achillessehnenreflexe fehlen, werden die meisten Ärzte eine syphilitische Affektion des Nervensystems vermuten. Man muß aber wenigstens drei andere Möglichkeiten in Betracht ziehen.

2.1 Adie-Syndrom

Das voll ausgeprägte Adie-Syndrom besteht in mäßig erweiterten Pupillen, die bei konventioneller Untersuchung nicht auf Licht oder auf Konvergenz/Nahesehen reagieren, sowie in fehlenden Achillessehnenreflexen. Manchmal fehlen auch die Patellarsehnenreflexe, und ganz selten findet man eine vollständige Arreflexie. Der Patient hat keinerlei Sensibilitätsstörungen. Die motorischen und sensiblen Nervenleitgeschwindigkeiten sind normal. Der Patient klagt nur über Blendungsempfindlichkeit bei hellen Lampen oder in der hellen Sonne und über Schwierigkeiten, das Auge scharf auf kleine, in der Nähe befindliche Sehobjekte einzustellen. Bei oberflächlicher Untersuchung reagieren die Pupillen weder auf Belichtung noch auf Konvergenz/Nahsehen. Im Kapitel 40 ist beschrieben, wie man die tonische Kontraktion und Dilatation der Pupillen doch beobachten kann. Zusätzlich ist ein einfacher pharmakologischer Test hilfreich, der die parasympathische Denervierungsüberempfindlichkeit des betroffenen M. sphincter iridis anzeigt. Pilocarpin verengt in

2%iger Konzentration nur die parasympathisch denervierte, nicht die normal innervierte Pupille.

Die Vorgeschichte ist sehr aufschlußreich. Die meisten Patienten haben eines Morgens vor dem Spiegel bemerkt, daß eine ihrer Pupillen weiter als die andere ist. Gleichzeitig haben sie Schwierigkeiten bei der Akkommodation und Blendungsempfindlichkeit bemerkt. In diesem Stadium können die Reflexe noch erhalten sein. Über viele Jahre entwickelt sich dann die Arreflexie, und auch das andere Auge wird ergriffen.

Ich zögere, das Adie-Syndrom eine Krankheit zu nennen. Außer den geschilderten Beschwerden belästigt es den Patienten nicht. Es entwickeln sich keine weiteren Beschwerden und Symptome. Das Adie-Syndrom bedarf keiner Therapie außer einem Ausgleich der Blendungsempfindlichkeit durch eine Sonnenbrille. Eine nicht unwichtige Aufgabe ist es, den Patienten soweit aufzuklären, daß er sich nicht von anderen Ärzten unter der irrigen Annahme einer Tabes dorsalis lumbalpunktieren läßt. Eine syphilitische Affektion des Nervensystems ist ausgeschlossen, wenn die entsprechenden serologischen Reaktionen im Blut normal sind.

2.2 Tabes dorsalis

Bei Tabes dorsalis ist die betroffene Pupille, wenn die Pupillenstörung einseitig ist, kleiner als normal und nicht ganz rund. Sie reagiert nicht auf Licht, aber die Reaktion auf Konvergenz/Nahsehen ist prompt und manchmal sogar überschießend (Argyll Robertson-Pupille). Im Gegensatz zum Adie-Syndrom sind beide Augen gewöhnlich gleich zu Beginn betroffen. Die Arreflexie ist von verschiedenen sensiblen Symptomen begleitet. Diese reichen von einer Störung in der Lagewahrnehmung, die bei Fortfall der visuellen Kontrolle zur lokomotorischen Ataxie führt und von der Aufhebung der Vibrationsempfindung bis zu spontanen umschriebenen Schmerzen. Im Gegensatz zu dem letztgenannten Symptom werden schmerzhafte Stimuli häufig erst mit einer gewissen Verzögerung wahrgenommen. Die meisten männlichen Patienten haben eine Impotentia coeundi. Die Nervenleitgeschwindigkeit ist normal, während die Tibialis-SEP eine Verzögerung der Nervenleitung in den Hintersträngen des Rückenmarkes anzeigt. Es ist nicht Aufgabe dieses Buches, das Syndrom der Tabes dorsalis im einzelnen zu beschreiben, weil die Differentialdiagnose nicht sehr schwierig sein wird, wenn der Patient ein fortgeschrittenes Stadium der Krankheit erreicht hat.

2.3 Diabetische Polyneuropathie

Dies ist sicher die häufigste Krankheit des peripheren Nervensystems. Fehlen der Achillessehnenreflexe und Abschwächung der Vibrationsempfindung sind bei Diabetikern häufig, auch wenn Motorik und Sensibilität subjektiv unbeeinträchtigt sind. Recht häufig ist auch das autonome Nervensystem betroffen. Viele Diabetiker sind impotent. Die Pupillen sind häufig eng und zeigen nur langsame und unvollständige Reaktionen. Daß auch die Reaktion auf Naheinstellung verlangsamt ist, erlaubt schon klinisch die Abgrenzung von der Argyll Robertson-Pupille. Die motorische und sensible Nervenleitgeschwindigkeit sind fast immer deutlich verlangsamt. Die sensiblen Reaktionspotentiale sind nur in dem Maße beeinträchtigt, wie es der peripheren Nervenläsion entspricht. Der Diabetes kann subklinisch sein, d. h. die Stoffwechsellage zeigt sich nur im Glukose-Toleranztest.

2.4 Funikuläre Spinalerkrankung

Diese Stoffwechselstörung kann zu mannigfachen Symptomkombinationen führen. Etwa 50% der Patienten haben fehlende Achillessehnenreflexe. Ziemlich regelhaft klagen die Patienten über Parästhesien und haben eine Beeinträchtigung der sensiblen Qualitäten, die über die Hinterstränge des Rückenmarks vermittelt werden. Nicht selten sind beide Pupillen eng, aber ihre Reaktionen sind normal. Die motorische und sensible Nervenleitgeschwindigkeit sind verlangsamt. Da auch die Hinterstränge betroffen sind, sind die sensiblen Reaktionspotentiale stärker verändert als dem Befall der peripheren Nerven entspricht. Das gilt besonders für die vom N. tibialis und suralis ausgelösten Potentiale. Die Luesreaktionen sind natürlich negativ.

Die Diagnose ist leicht, wenn man bei den Patienten zu den geschilderten Symptomen pathologische Reflexe auslösen kann. Das ist bei 50% der Fälle so. Die Diagnose wird durch den Nachweis einer beeinträchtigten intestinalen Resorption von Vitamin B_{12} gesichert (Schilling-Test, der bei pathologisch erniedrigter Resorption nach Gabe von Intrinsicfactor wiederholt werden soll).

2.5 Ganglionitis ciliaris

Es gibt auch eine Ganglionitis ciliaris, die auf Virusinfekt zurückgeführt wird. Sie äußert sich durch einseitige Mydriasis und Akkommodationslähmung, ohne daß im späteren Verlauf die Eigenreflexe an den Beinen erlöschen. Nachweis der parasympathischen Denervierung ebenfalls durch 2%ige Pilocarpin-Tropfen in den Bindehautsack.

3 Akute Blindheit

3.1 Bilaterale Ischämie im Versorgungsgebiet der A. cerebri posterior (Top of the basilar embolus)

Die häufigste Ursache akuter Erblindung ist bilaterale Ischämie im Versorgungsgebiet der A. cerebri posterior, die in der Regel rasch zum bilateralen Okzipitallappeninfarkt führt. Selten kann die Ischämie nur funktionell bleiben. Die Symptome sind dann nur transitorisch vorhanden. Die Ursache ist ein Verschluß am oberen Ende der A. basilaris, wo diese sich in die beiden Aa. cerebri posteriores teilt. Dieser Verschluß beruht gewöhnlich auf einem Embolus, der seinen Ursprung weiter proximal, meist in einer der beiden Vertebralarterien hat. Eine solche Embolie ist ein klassischer neurologischer Notfall. Wenn die Diagnose innerhalb von etwa 5 Stunden gestellt wird, hat die intraarterielle Thrombolyse eine Erfolgschance. Voraussetzung für die Diagnose ist die angiographische Darstellung des hinteren Hirnkreislaufes, am besten durch intraarterielle Digitale Subtraktionsangiographie (DSA).

Der embolische Verschluß der A. basilaris tritt in der Regel nicht ohne Vorzeichen auf. Alle unsere Patienten hatten einige Tage vor der schweren Embolie vorübergehende Beschwerden und Symptome, die eine Funktionsstörung im Hirnstamm anzeigten. Sie hatten einseitige oder beidseitige flüchtige Parästhesien der Hände und Unterarme, lokomotorische Ataxie, einseitige Schwäche, verwaschene Sprache, Hemianopsie oder Doppeltsehen. Die Diagnose des akuten Basilarisverschlusses ist im Detail in Kapitel 30 diskutiert. Hier beschäftigt uns nur das Sonderproblem der akuten kortikalen Blindheit. Die Lokalisation der Schädigung im Okzipitallappen ist daran zu erkennen, daß der Patient blind oder fast blind ist, während die Pupillenreaktionen, deren

Verschaltung im Mittelhirn stattfindet, erhalten sind. Manche Patienten zeigen das Antonsche Syndrom, d.h. Anosognosie, in anderen Worten Nichtwahrnehmung der Blindheit. Das Verhalten dieser Kranken ist sehr charakteristisch. Der Patient zeigt eine Orientierungsreaktion auf akustische Stimuli, die über das Fehlen der visuellen Wahrnehmung hinwegtäuschen kann. Er beklagt sich nicht über seine Blindheit. Im Gegenteil: es kann sein, daß er kategorisch den Verlust des Sehvermögens bestreitet. Wenn er aber im Zimmer herumgeht, wird er gegen Hindernisse laufen. Wenn er nach einem Objekt greift, wird er es verfehlen. Auf drängende Fragen wird er ausweichende Antworten geben, das Licht im Raum sei zu dämmerig oder er habe seine Brille nicht bei sich.

Die Alphablockierung im EEG, die man auf Augenöffnung erwartet, fehlt. Die visuellen Reaktionspotentiale sind in den späten Komponenten verändert. In vielen Fällen findet man zusätzliche Symptome der gestörten Hirnstammfunktionen, also elektrophysiologisch eine Veränderung in den akustischen Reaktionspotentialen und meist auch im Blinkreflex. Der Grund ist, daß bei Hirnstamminsulten im Gegensatz zu früher sehr populären Auffassungen gewöhnlich nicht ein einzelner Embolus ein einzelnes Gefäß verschließt, sondern daß neben dem großen Embolus in der Spitze der A. basilaris ein Schauer kleinerer Emboli verschiedene Äste der A. basilaris verschließt.

3.2 Psychogen

Eine weitere wichtige Ursache akuter Blindheit ist eine abnorme psychische Reaktion, wie man sie früher als hysterisch bezeichnete. Neurologisch und im Verhalten unterscheiden sich die Patienten von denen, die in den anderen Abschnitten geschildert wurden. Die Patienten berichten spontan, daß sie nicht sehen können. Sie beschreiben ihre Umgebung als schwarz, während Patienten mit organischer kortikaler Blindheit Schwierigkeiten haben, die Abwesenheit visueller Wahrnehmung zu beschreiben. Die Vorgeschichte ist in neurologischer Hinsicht unauffällig, außer daß manche Patienten auch schon vorher psychogene Körperstörungen produziert haben.

Die Pupillenreaktionen sind normal. Man findet keine Hirnstammsymptome. Der Patient ist weder beunruhigt noch verzweifelt. Wie die meisten hysterischen Patienten, zeigt er ein wissendes Lächeln, das ich immer wieder bei Patienten mit psychogenen Körperstörungen beobachtet habe. Die Aktivierungsreaktion im EEG ist vorhanden, und die visuellen Reaktionspotentiale sind normal.

Die verbleibenden Diagnosen bedürfen keiner besonderen Erörterung. Auf einen Punkt sollte man jedoch hinweisen. Gar nicht selten war ein Patient auf einem Auge amaurotisch, ohne dies bemerkt zu haben. Wenn das intakte Auge durch einen vor dem Chiasma opticum gelegenen Krankheitsprozeß von der visuellen Wahrnehmung ausgeschaltet wird, kann der Patient sich plötzlich als blind erleben, was die Diagnose in die falsche Richtung lenkt. In diesen Fällen wird die Spiegelung des Augenhintergrundes und die Untersuchung der Pupillenreaktionen auf Licht nützlicher sein als die Anwendung von technischen Hilfsmethoden.

4 Akute einseitige Fazialislähmung

Es ist ein traditioneller Fehler, wenn in der Neurologie zwischen zentraler und peripherer Fazialisparese unterschieden wird. In Lehrbüchern wird sehr umständlich erklärt, daß der M. frontalis eine bilaterale Innervation durch den VII. Hirnnerven erhält und daß aus diesem Grunde bei der „zentralen Fazialisparese" das Stirnrunzeln noch erhalten ist. Über den Augenschluß herrscht eine gewisse Unsicherheit. Der Konsens scheint zu sein, daß bei der „zentralen Fazialisparese" die Lidspalte auf der betroffenen Seite etwas weiter ist, jedoch sei der Lidschluß möglich.

Rein deskriptiv ist das alles zutreffend, aber neurophysiologisch ist es falsch. Der Leser mag sich an Hughlings Jacksons berühmtes Wort erinnern, daß das Großhirn (also der Kortex) keine Muskeln, sondern nur Bewegungen kennt. Man würde eine Fallhand bei kortikaler Monoparese nicht eine zentrale Radialislähmung oder einen zentralen Spitzfuß nicht eine zentrale Peronaeusparese nennen. Sorgfältige Untersuchung zeigt übrigens in allen drei Fällen, daß mehr Muskeln von der Bewegungsstörung betroffen sind als solche, die nur von einem peripheren Nerven versorgt werden. Eine Lähmung des N. facialis ist also immer peripher, im Gegensatz zur facialen (oder häufiger brachio-facialen) zentralen Lähmung, die bei genauer Untersuchung nie auf die vom N. facialis peripher innervierten Muskeln beschränkt ist.

4.1 Idiopathische Fazialislähmung

Die häufigste Ursache der akuten einseitigen Fazialisparese wird idiopathische Lähmung oder Bellsche Lähmung genannt. Es ist wahrscheinlich mehr als zufällig, daß in einem beträchtlichen Anteil der Fälle die Patienten sich unmittelbar vor Auftreten der Lähmung irgendeiner Art von Zugluft ausgesetzt hatten. Dennoch ist die pathogenetische Rolle der „refrigeratorischen" Schädigung noch ungeklärt. Viele Autoren vermuten mit guten Gründen eine Virusinfektion als Ätiologie.

Wenn die Lähmung während der ersten 2 bis 3 Tage vollständig wird, ist eine schnelle und befriedigende Ausheilung unwahrscheinlich. Bei inkompletter Lähmung kann man die Prognose gut stellen. Schmerzen im Versorgungsgebiet des N. intermedius haben keine prognostische Bedeutung. Die früher in den Büchern betonte Beteiligung der Geschmacksfasern, der Fasern zu den Tränendrüsen und zum M. tensor tympani (Hyperakusis) zeigt nicht, wie man damals glaubte, das Niveau der Schädigung innerhalb des Fazialiskanals im Felsenbein (Canalis falloppii), sondern vielmehr das Ausmaß der Schädigung im Durchmesser des Nerven an.

Zum Ausschluß oder Nachweis einer symptomatischen Fazialislähmung wird man eine Hals-Nasen-Ohrenärztliche Untersuchung veranlassen und die Felsenbeine mit Computertomographie in Knochentechnik untersuchen. Im mittleren und fortgeschrittenen Lebensalter wird man, auch durch Glukose-Toleranztest, auf subklinischen Diabetes untersuchen. Weitere Maßnahmen ergeben sich aus den folgenden Abschnitten. Über die Prognose geben wiederholte elektroneurographische Untersuchungen in den ersten 3 Wochen Aufschluß.

4.2 Ohrenkrankheiten

Bei allen Fällen von Fazialislähmung sollen das Mastoid und das Trommelfell fachmännisch untersucht werden, weil die verschiedensten Ohrenkrankheiten, einschließlich Mastoiditis und Otitis media den N. facialis schädigen können. Die Suche gilt also Entzündungszeichen oder einer Perforation im Trommelfell, entzündlich oder neoplastisch destruktiven Veränderungen im Felsenbein (CT in Knochentechnik), um nur einige Beispiele zu nennen. Fehlende Pneumatisation des Warzenfortsatzes ist sehr häufig mit rezidivierenden Mittelohrentzündungen assoziiert.

4.3 Kleinhirnbrückenwinkeltumor

Schon die Röntgenaufnahme nach Stenvers kann eine Erweiterung des Porus und Meatus acusticus internus bei einem Kleinhirnbrückenwinkeltumor anzeigen. Diese Tumoren stellen sich aber bei bildgebenden Verfahren, wie CT und MRI, sehr viel besser dar, so daß man bei der universellen Verfügbarkeit der Computertomographie kaum noch eine Stenvers-Aufnahme anfordern wird. Da die Tumoren aber verhältnismäßig selten sind und noch seltener die Fazialisparese erstes Symptom von Kleinhirnbrückenwinkeltumoren, wäre es übertrieben, CT und MRI bei jedem Fall von akuter einseitiger Fazialisparese anzuordnen. Das ist erst dann nötig, wenn benachbarte Hirnnerven oder die Brücke (z. B. Blickrichtungsnystagmus) lädiert sind.

4.4 Zoster oticus

Die Bemerkung, daß Schmerzen keine prognostische Bedeutung haben, muß für einen Fall modifiziert werden: beim Zoster oticus geht der Fazialisparese häufig ein heftiger Schmerz in der Ohrregion voraus. Auch hier ist die Otoskopie unerläßlich, weil die typischen Herpesbläschen häufig tief im äußeren Gehörgang oder auf dem Trommelfell verborgen sind. Beim Zoster oticus sind gewöhnlich noch andere Hirnnerven betroffen: Trigeminus, Statoacusticus (Schwindel, Ohrgeräusche) und in selteneren Fällen praktisch alle kaudalen Hirnnerven derselben Seite. Die Prognose für die Rückbildung der Fazialislähmung ist nicht gut, selbst wenn man frühzeitig Aciclovir lokal und systematisch einsetzt.

4.5 Traumatische Fazialislähmung

Die traumatische Fazialislähmung tritt meist infolge einer Felsenbeinfraktur auf. Bei Längsfrakturen besteht keine Notwendigkeit zum chirurgischen Eingreifen, weil die Prognose gut ist. Bei Querfrakturen, bei denen oft gleichzeitig ein Hämatotympanon besteht, ist die Prognose schlecht, und chirurgische Behandlung ist meist indiziert.

4.6 Meningitis

Der N. facialis und viele andere Hirnnerven können bei Meningitis der verschiedensten Ätiologie befallen sein. An erster Stelle soll man bei Meningitis mit Hirnnervenlähmungen an Tuberkulose oder Sarkoidose denken. Ein sehr typischer Liquorbefund besteht in einer leichten lymphozytären oder granulozytären Pleozytose, verhältnismäßig hohem Eiweißgehalt und verminderter Glukose bei hohem Laktat. Der direkte Nachweis von Mykobakterium tuberculosis gelingt nur in Ausnahmefällen. Häufig muß man sich schon auf Verdacht zur tuberkulostatischen Therapie entschließen. Anstelle einer Meningitis kann auch eine Meningeose bei bekanntem oder okkultem Malignom bestehen. Der Liquorbefund ist ähnlich wie bei Meningitis. Der zytologische Nachweis von Tumorzellen gelingt oft erst bei mehrfach wiederholter Untersuchung. Der Zuckergehalt ist niedrig, weil Malignomzellen Zucker reduzieren. Der Eiweißgehalt des Liquors ist mit 1–5 g/l und mehr höher als bei Meningitis erwartet, besonders in Relation zu dem nicht akuten und nicht hochfebrilen Krankheitszustand.

4.7 Polyneuritis

Bekanntlich tritt eine Fazialisparese nicht selten während des Verlaufs einer aufsteigenden Polyneuritis vom Typ Guillain-Barré auf. In diesen Fällen ist es dringend notwendig, die Atmung des Patienten zu überwachen und Intubation und künstliche Beatmung bereitzustellen. Ferner muß der Patient wiederholt auf Frequenzstarre des Herzens untersucht werden (Vasalva-Manöver oder Druck auf die Augäpfel). Einschränkung der Reaktivität der Herzfrequenz bedeutet, daß der Patient einen äußeren Schrittmacher (externe Stimulationssonde) braucht. In seltenen Fällen kann die Polyneuropathie einen absteigenden Verlauf nehmen, d.h. sie kann mit einer Fazialisparese beginnen und dann die Gliedmaßen und auch die Atemmuskeln sowie das autonome Nervensystem ergreifen. Bei Patienten mit Fazialisparese soll man also in der ersten Woche wiederholt die Eigenreflexe und die periphere Nervenleitgeschwindigkeit überprüfen. Übrigens ist bei dieser Konstellation die doppelseitige akute Fazialislähmung häufiger als die einseitige.

4.8 Diabetes und Schwangerschaft

Zwei seltenere Faktoren, die zur Fazialisparese disponieren, sind Diabetes und Schwangerschaft. Beide sind leicht zu erkennen, wenn man nur danach sucht.

4.9 Melkersson-Rosenthal-Syndrom

Wiederholte einseitige Fazialisparese kommt selten auch einmal bei der idiopathischen Lähmung vor. Sie ist häufiger beim Melkersson-Rosenthal-Syndrom. Bei diesem Syndrom ist die Gesichtslähmung von Schwellung der Lippen und Zunge infolge eines lokalen granulomatösen Entzündungsprozesses begleitet. Die Diagnose wird durch Biopsie aus dem geschwollenen Gewebe gesichert. Die Ätiologie ist unbekannt. Steroidbehandlung ist von gewissem Nutzen.

4.10 Brückenläsion

Eine Fazialisparese kann auch durch Affektion des Fazialiskerns in der Brücke zustande kommen. Brückenläsionen sind aber gewöhnlich ausgedehnter und ergreifen auch benachbarte Nervenkerne und Faserzüge. Dies kann durch sorgfältige neurologische Untersuchung und durch elektrophysiologische Untersuchungen, beispielsweise mit dem Blinkreflex, festgestellt werden. Dieser Reflex läuft afferent über Trigeminusfasern, und er hat im Hirnstamm eine sehr ausgedehnte Verschaltung. Die Efferenz verläuft über den VII. Hirnnerven. Andere elektrophysiologische Methoden sind die akustisch evozierten Potentiale (BAER), die somato-sensorischen Reaktionspotentiale (SSEP) und die transcranielle Magnetstimulation der absteigenden motorischen Bahnen. Brückenläsionen können der Computertomographie entgehen, stellen sich aber in der Kernspintomographie gut dar.

5 Akute Hemiplegie

5.1 Schlaganfall

Eine akute Hemiplegie wird als erstes den Verdacht auf einen Schlaganfall lenken. Schlaganfälle kommen natürlich nicht nur bei älteren, hypertensiven oder arteriosklerotischen Patienten, sondern auch bei Personen im mittleren oder jüngeren Lebensalter vor. Besonders bei diesen soll man eine kardiogene Embolie, eine Dissektion oder eine seltene Gefäßkrankheit, wie fibromuskuläre Dysplasie oder rheumatische oder tuberkulöse Angiitis in Betracht ziehen.

Als erstes muß man jedoch sicher sein, ob der Schlaganfall auf Mangeldurchblutung oder Massenblutung beruht oder ob eine Hirnvenenthrombose vorliegt. Hirnvenen- und Sinusthrombosen werden in Kapitel 22 besprochen.

Die einzige Möglichkeit, sicher zwischen einem ischämischen und hämorrhagischen Schlaganfall zu unterscheiden, ist durch die bildgebenden Verfahren gegeben. Alle anderen indirekten Zeichen, die in den Lehrbüchern beschrieben werden, z. B. länger bestehende und schlecht eingestellte arterielle Hypertonie, sind unzuverlässig. Die Untergruppe der ischämischen Schlaganfälle ist nicht einheitlich. Die akute zerebrale Durchblutungsstörung kann entweder embolisch (kardiale Embolie oder arterio-arterielle Embolie von einem ulzerativen extra- oder intrazerebralen Plaque) hämodynamisch oder durch lokale Thrombose kleiner arterieller Gefäße entstehen. Diese unterschiedlichen Arten von ischämischem Insult verlangen unterschiedliche Arten von Behandlung. Um sie zu differenzieren, muß man nicht nur Anamnese und körperlichen Befund, sondern auch Ultraschalldiagnostik und Computertomogramm berücksichtigen.

5.2 Migraine accompagnée

Bei jüngeren Personen ist dies eine wichtige Alternative zur Diagnose Gefäßinsult. Bei der Migraine accompagnée treten vorübergehende Herdsymptome der Großhirnhemisphären oder des Hirnstamms auf: Hemiplegie, Aphasie, Hemianopsie oder Dysarthrie und Ataxie. Diese Symptome setzen gewöhnlich vor den Kopfschmerzen ein, die in manchen Fällen nicht einmal von besonderer Intensität sind.

Die Diagnose ist verhältnismäßig leicht zu stellen, wenn der Patient aus einer Migränefamilie kommt und/oder selbst schon Migräneanfälle hatte. Wenn die Vorgeschichte in dieser Hinsicht unauffällig ist, gibt es eine pathognomonische Kombination von Symptomen die in schweren fokalen neurologischen Ausfällen und starken fokalen EEG-Veränderungen bei normalem CT- und Liquorbefund bestehen. Diese Kombination erlaubt aber nur dann zuverlässig die Diagnose der Migraine accompagnée, wenn die Symptome sich auf eine Funktionsstörung der Großhirnhemisphären zurückführen lassen. Bei Migraine accompagnée im Versorgungsbereich des hinteren Hirnkreislaufes, also in der A. vertebralis und basilaris, sind normale Befunde bei bildgebenden Verfahren nicht sehr hilfreich, und EEG-Veränderungen können fehlen oder geringfügig und bilateral sein. Hier ist die Ultraschalluntersuchung der Arterien von großer diagnostischer Bedeutung, weil eine hochgradige Stenose oder ein Verschluß im vertebrobasilären System bei normalem Dopplerbefund extrem selten ist. In Zweifelsfällen sollten die Patienten angiographiert werden, weil es der größere Fehler ist, eine behandelbare vaskuläre Läsion nicht zu erkennen (s. Kapitel 30).

Ohne Liquoruntersuchung und ohne Kenntnis einer Migräneanamnese kann die Abgrenzung von der Herpes simplex-Enzephalitis schwierig sein. Näheres s. S. 127. Bei normaler Nierenfunktion wird man im Zweifel den geringeren Fehler wählen und mit dem Virostatikum Aciclovir behandeln.

5.3 Hirntumor

Akute Hemiplegie kann das erste Zeichen eines Hirntumors sein. Sie kommt dann in der Regel durch eine Blutung in den Tumor aus wandschwachen Gefäßneubildungen zustande, die der Ernährung des Tumors dienen. Die neurologischen Ausfälle entwikkeln sich rasch progredient, während die Wachheit abnimmt. Häufig finden sich Greifreflexe als Zeichen einer generellen Funktionsstörung des Großhirns. In solchen Fällen liegt die Diagnose „apoplektisches Gliom" nahe, die durch Computertomographie gesichert wird.

5.4 Enzephalitis

Es ist nicht genug bekannt, daß in etwa 10% der Fälle eine Enzephalitis mit der Akuität des Schlaganfalls einsetzt. Gewöhnlich kann die Verschlechterung von Befinden und Befund mit Bewußtseinstrübung, Greifreflexen und verschiedenartigen neurologischen Ausfällen nicht in das Versorgungsgebiet einer größeren Hirnarterie lokalisiert werden. Dies muß Anlaß für Zusatzuntersuchungen sein. Das EEG zeigt eine Allgemeinveränderung, fakultativ Herdbefunde und/oder epileptische Aktivität. Bildgebende Verfahren sind in den ersten Tagen normal oder zeigen eine umschriebene oder generalisierte Hirnschwellung und nach Kontrastmittelgabe fakultativ eine Störung der Blut-Hirnschranke. Der Liquor enthält eine mäßige Pleozytose und nur eine leichte Eiweißvermehrung mit normalem oder erhöhtem Laktat (sofern es sich um eine parainfektiöse Enzephalitis handelt).

5.5 Zustand nach epileptischem Anfall

Wie in Kapitel 22 ausgeführt wird, kann ein epileptischer Krampfanfall unbeobachtet bleiben. Bei fokal ausgelösten, sekundär generalisierten Anfällen findet man den Patienten komatös oder verwirrt und hemiplegisch. Symptome, die auf einen abgelaufenen Grand mal-Anfall hinweisen, sind im Kapitel 30 beschrieben. Das EEG zeigt häufig auch nach einem Anfall noch „epileptische“ Aktivität. Fokale Anfälle mit postparoxysmaler Parese können von dem Patienten beschrieben werden, sofern er nicht aphasisch ist. Die Suche nach der Ursache eines epileptischen Anfalls mit Hemiplegie soll sich nach den Grundsätzen richten, die im Kapitel 30 beschrieben sind.

5.6 Diabetische Stoffwechselstörung

Akute Hemiplegie kann in Zusammenhang mit Diabetes unter zwei Bedingungen auftreten. Bei der nichtketotischen hyperosmolaren Stoffwechselstörung ist Hemiplegie häufig. Das EEG ist herdförmig und allgemeinverändert, bildgebende Verfahren und Ultraschalluntersuchung der Gefäße ergeben Normalbefunde. Die Diagnose muß sich auf die Laboratoriumsbefunde stützen, die bei akuter Hemiplegie von unbekannter Ätiologie großzügig veranlaßt werden sollen. Unter adäquater Therapie bilden sich die Symptome rasch wieder zurück. Hypoglykämie führt nicht nur zu Anfällen und Verwirrtheit, sondern auch zu Hemiplegie. Die diagnostischen Hinweise aus den vorangehenden Abschnitten sind hier ebenfalls gültig.

5.7 Multiple Sklerose

Multiple Sklerose sollte eine wichtige Verdachtsdiagnose sein, wenn junge Menschen eine sensomotorische Hemiplegie mit Ataxie bekommen, ohne daß die Wachheit beeinträchtigt ist. Das EEG ist häufig kaum verändert. Die Computertomographie zeigt eine Zone verminderter Dichte, die nicht einem Gefäßterritorium entspricht und die in der Regel auch nicht raumfordernd ist. Daneben können weitere Entmarkungsherde als hypodense Areale mit und ohne Schrankenstörung in den Großhirnhemisphären nachweisbar sein. Die Registrierung der sensiblen und sensorischen Reaktionspotentiale kann multiple Läsionen im ZNS anzeigen. Die Liquoruntersuchung entscheidet die Diagnose, wenn man autochthone IgG-Produktion im Zentralnervensystem nachweist. Leider kann der Liquor während des ersten Schubes oder der ersten Schübe normal oder fast normal sein. In solchen Fällen wird sich die richtige Diagnose aus der Beobachtung des Verlaufs ergeben. Im Kernspintomogramm sind sehr frühzeitig periventrikuläre hyperintense Herde in T_2 gewichteter Aufnahmetechnik zu erkennen. Diese sind allerdings vieldeutig, wie in Kapitel 41 erläutert wird.

6 Akute Lähmung äußerer Augenmuskeln

6.1 Myasthenia gravis
6.2 Angeborenes Aneurysma der basalen Hirnarterien
6.3 Spontane oder traumatische Carotis-Sinus-cavernosus-Fistel
6.4 Parasellärer Prozeß (Tumor, Granulom)
6.5 Diabetische Ophthalmoplegie
6.6 Okuläre Myositis
6.7 Tolosa-Hunt-Syndrom
6.8 Arteriitis cranialis
6.9 Ischämische Hirnstammläsion
6.10 Metastatische Hirnstammläsion
6.11 Multiple Sklerose
6.12 Wernicke-Enzephalopathie
6.13 Meningitis oder Meningeosis (Karzinomatose, Tuberkulose, Sarkoidose, Pilze, andere Ätiologie)
6.14 Schwangerschaft
6.15 Ophthalmoplegische Migräne

Die Tabelle zeigt, daß das Auftreten akuter Doppelbilder kein triviales Ereignis ist. Zwar ergibt sich aus großen statistischen Untersuchungen, daß in einem erstaunlich hohen Prozentsatz die zutreffende Diagnose Augenmuskellähmung ungeklärter Ätiologie lautet und daß sich die Doppelbilder mit oder ohne Therapie über einen Zeitraum von etwa 3 Monaten wieder zurückbilden. Die erkennbaren Ursachen jedoch sind Krankheitszustände, für die spezifische und erfolgversprechende Behandlungsverfahren zur Verfügung stehen.

6.1 Myasthenia gravis

Ptose und/oder Doppelbilder können das erste Zeichen der Myasthenie sein. In diesen Fällen muß die charakteristische belastungsabhängige Schwäche der Gliedmaßen noch nicht vorliegen, jedenfalls hat sie der Patient oft noch nicht bemerkt. Die Anamnese kann, aber muß nicht erkennen lassen, daß Beschwerden und Symptome im Laufe des Tages zunehmen und am Morgen von geringerer Schwere sind. Die belastungsabhängige Schwäche kann dadurch nachgewiesen werden, daß der Patient die Augen kraftvoll 30mal öffnen und schließen soll oder daß er wiederholte Folgebewegungen in die Hauptblickrichtungen ausführen soll. Nützlich ist es auch, eine Minute lang den optokinetischen Nystagmus mit Hilfe einer tragbaren Nystagmustrommel auszulösen. Wenn die Symptome zunehmen, wird man durch intravenöse Injektion von Cholinesterasehemmern oder postsynaptisch angreifenden Substanzen die durch Belastung entstandene Schwäche wieder rückgängig machen können. Da die verwendeten Substanzen (Edrophoniumhydrochlorid, Physostigmin) nicht nur die somatischen, sondern auch die autonomen Effekte von Acetylcholin verstärken, geben wir vor dem Versuch 0,5 mg Atropin intravenös.

Diese pharmakologischen Tests sind bei Augenmuskelmyasthenie nicht immer zuverlässig positiv. Deshalb soll man die Stimulationsmyographie an Extremitätenmuskeln nicht unterlassen. Das charakteristische Dekrement in der Amplitude der Aktionspotentiale kann durch die beschriebenen pharmakologischen Tests ebenfalls rückgängig gemacht werden.

Das Stimulations-EMG dient zwei Aufgaben: zunächst ist es notwendig zu wissen, ob der Patient eine rein okuläre Myasthenie hat oder ob bereits eine Generalisierung auf die Extremitätenmuskeln eingetreten ist. Im zweiten Falle ist der Patient ein Kandidat für die Thymektomie, sofern er die medizinischen und chirurgischen Kriterien für die Operation erfüllt. In der letzten Zeit wurde die Thymektomie auch bei rein okulärer Myasthenie empfohlen. Ferner kann das Lambert-Eaton-Syndrom, ein paraneoplastisches Syndrom, welches die Myasthenia gravis imitiert, durch ein typisches EMG-Muster abgegrenzt werden: die Amplitude der Aktionspotentiale nimmt bei repetitiver Stimulation zunächst zu und dann ab, im Gegensatz zur kontinuierlichen Abnahme bei Myasthenie (siehe auch Kapitel 9). Beim Lambert-Eaton Syndrom sind Augenmuskellähmungen allerdings sehr selten. Man läßt auch untersuchen, ob der Patient Antikörper gegen Acetylcholinrezeptoren hat. Ein positiver Befund stützt die Diagnose.

Es gibt aber Patienten mit rein okulärer Myasthenie, bei denen alle Zusatzuntersuchungen im Stich lassen. Tensilontest (Edrophoniumhydrochlorid), Stimulationsmyographie und Bestimmung der Antikörper gegen Acetylcholinrezeptoren sind negativ. Dann muß man sich an der belastungsabhängigen Schwäche orientieren, andere Ursachen für die Augenmuskellähmung(en) ausschließen und versuchen, die Diagnose ex juvantibus durch Verordnung von immunsuppressiven und/oder cholinesterasehemmenden Substanzen zu stützen.

6.2 Angeborenes Aneurysma der basalen Hirnarterien

Diese Aneurysmen sind hauptsächlich am Circulus Willisii lokalisiert. Die wichtigsten neurologischen Symptome sind also einseitige Lähmungen äußerer Augenmuskeln. Gewöhnlich ist der N. oculomotorius betroffen, und zwar in seinem somatischen und autonomen Anteil (Pupillenerweiterung). Die häufigste Ursache akuter Augenmuskellähmungen bei Aneurysmen ist die Subarachnoidealblutung, deren Diagnose in Kapitel 7 erörtert wird. In sehr seltenen Fällen können Doppelbilder und/oder Ptose durch eine vorübergehende Größenzunahme des Aneurysma verursacht werden, und dieser Zustand wird paralytisches Aneurysma genannt.

Diese Diagnose ist schwierig, weil man viele andere Ursachen von Lähmung äußerer Augenmuskeln bedenken muß. Wenige Kliniker werden bei solchen Patienten immer eine Angiographie ausführen. Manchmal ist das Aneurysma bei bildgebenden Untersuchungen erkennbar, besonders wenn es groß und teilweise thrombosiert ist. Ein großer diagnostischer Fortschritt ist die Angio-MR-Untersuchung, eine Technik der Kernspintomographie, welche fließendes Blut – und damit das intrakranielle Gefäßsystem – darstellt.

6.3 Spontane oder traumatische Carotis-Sinus-cavernosus-Fistel

Da alle Nerven, die die äußeren Augenmuskeln versorgen, durch den Sinus cavernosus verlaufen, wird jeder Krankheitszustand mit dieser Lokalisation mit großer Wahrscheinlichkeit zu Doppelbildern führen. Die größte praktische Bedeutung hat eine Fistel zwischen der A. carotis interna und dem Sinus cavernosus. Diese Fisteln entstehen nach Kopftraumen, und sie rufen manchmal mit einer Latenz von vielen Wochen Symptome hervor. Sie treten auch spontan auf, wahrscheinlich infolge Ruptur eines kleinen arteriosklerotischen Aneurysmas. In den meisten Fällen ist auch der erste Ast des N. trigeminus (N. ophthalmicus) betroffen, so daß der Patient umschriebenen Schmerz in der Stirn und/oder im Auge hat, der nicht die Charakteristika der Trigeminusneuralgie zeigt (s. Kapitel 7).

Die Diagnose wird sehr erleichtert, wenn der Patient über ein pulssynchrones Geräusch klagt, das auf Kompression der ipsilateralen A. carotis abnimmt. Bei näherer Untersuchung kann man manchmal eine konjunktivale Injektion und pulsierende Venen im mittleren Augenwinkel sehen. Durch periorbitale Doppleruntersuchungen kann man eine starke Zunahme des Flusses in der Vena supratrochlearis und angularis feststellen. Die Diagnose wird durch Carotisangiographie gesichert.

6.4 Parasellärer Prozeß (Tumor, Granulom)

Andere Krankheitszustände mit parasellärer Lokalisation, d.h. Tumoren oder Granulome, können nur durch bildgebende Verfahren, besonders durch die Kernspintomographie, erkannt werden.

6.5 Diabetische Ophthalmoplegie

Eine wichtige Alternative zum paralytischen Aneurysma ist die diabetische Ophthalmoplegie. In den meisten Fällen setzt sie akut ein. Wie in Kapitel 7 beschrieben, hat der Patient eine unvollständige oder vollständige, rein somatische Okulomotoriuslähmung, die von gleichseitigen Schmerzen in der Stirn begleitet ist. Die Patienten sind nie nackensteif. Da die autonomen Fasern verschont bleiben, ist die Pupille nicht erweitert, im Gegensatz zur Okulomotoriuslähmung bei einem Aneurysma, wo in der Regel die autonomen Fasern befallen sind. In der Regel fehlen die Achillessehnenreflexe, und das Vibrationsempfinden ist an den Großzehen vermindert d.h. die Vibration der Stimmgabel wird von vornherein oder nach wenigen Sekunden als gleichmäßiger Druck empfunden. Wie bei jeder diabetischen Neuropathie, muß der Patient keinen manifesten Diabetes haben. Sehr häufig kann man bei ihm nur eine verminderte Toleranz auf oral zugeführte Zuckerlösung im Glukosebelastungstest feststellen.

6.6 Okuläre Myositis

Es gibt zwei Varianten der okulären Myositis. Bei der ersten, der akuten exophthalmischen Myositis, findet man zusätzlich zur Lähmung verschiedener äußerer Augenmuskeln alle Zeichen eines entzündlichen Prozesses am Auge und in der Orbita. Dies sind: Hyperämie der konjunktivalen und ziliaren Gefäße, Schmerz bei Augenbewegungen und eine akute Entzündungskonstellation in den Labortests. Die chronische okuläre Myositis ist nicht leicht zu diagnostizieren. Bildgebende Verfahren sind hier von großem Nutzen, weil sie die verdickten äußeren Augenmuskeln sehr deutlich erkennen lassen. Dies trifft auch auf die dysthyreote Orbitopathie zu. Tumoren und Pseudotumoren der Augenhöhle werden ebenfalls durch die bildgebenden Verfahren leicht erkannt.

6.7 Tolosa-Hunt-Syndrom

Dieses Syndrom ist selten. Es handelt sich um einen granulomatösen Prozeß an der Spitze der Orbita. Die Diagnose wird in Kapitel 7.8 besprochen.

6.8 Arteriitis cranialis

Die Symptome der Arteriitis cranialis sind Schmerz in der Schläfe, Verdickung der A. temporalis, die im späteren Krankheitsverlauf pulslos wird, ischämischer Schmerz, der in den Massetermuskeln beim Kauen auftritt, und eine akute Entzündungskonstellation in den Labortests (s. auch Kapitel 7).

6.9 Ischämische Hirnstammläsion

Funktionsstörungen in den Kernen des III., IV. oder VI. Hirnnerven oder eine Kombination davon können auch durch Hirnstammläsionen der verschiedensten Ätiologie zustandekommen. Die häufigste Ursache sind Lakunen, d. h. umschriebene ischämische Läsionen von maximal 10 mm Durchmesser, im Versorgungsgebiet der paramedianen oder zirkumferenten Zweige der A. basilaris. Diese Diagnose liegt dann nahe, wenn Beschwerden und Symptome akut bei älteren Patienten einsetzen, die noch andere Symptome einer cerebralen Gefäßkrankheit haben. Wichtig ist die Anamnese, die oft frühere Insulte erkennen läßt. Die Ultraschalluntersuchungen der Halsgefäße sind bei Mikroangiopathie normal, ebenso wie die Angiographie des hinteren Hirnkreislaufs, weil die kleinen Hirnstammgefäße nicht darstellbar sind. Man könnte aber im CT multiple Lakunen und/oder die Zeichen der subkortikalen arteriosklerotischen Enzephalopathie feststellen.

Neben diesen Folgen der zerebralen, an arterielle Hypertonie assoziierten Mikroangiopathie kommen auch größere Territorialinfarkte im Hirnstamm als Folge einer Makroangiopathie vor. Die Makroangiopathie läßt sich oft durch Ultraschalluntersuchung des hinteren Hirnkreislaufs erkennen. Embolisch bedingte Hirnstamminfarkte machen die Suche nach einer vorgeschalteten Emboliequelle notwendig. Eine Hirnstammblutung wird durch bildgebende Verfahren nachgewiesen, wird aber gewöhnlich schwerere Symptome hervorrufen als nur eine Augenmuskellähmung.

6.10 Metastatische Hirnstammläsion

Die häufigste Lokalisation metastatischer Hirnstammläsionen ist im Mittelhirn, wo als führende Symptome Okulomotoriuslähmung oder vertikale Blickparese nach oben auftreten. Die Metastasen können duch bildgebende Verfahren mit Kontrast dargestellt werden. Manchmal wird man die Diagnose erst durch die Verlaufsuntersuchung feststellen, welche ein Fortschreiten der Symptome und insbesondere bilaterale Funktionsstörungen der Hirnnerven und langen Bahnen zeigt.

6.11 Multiple Sklerose

Auch bei MS führen Hirnstammläsionen zu akuten Doppelbildern. Die Diagnose ist leicht, wenn vorangehende Schübe andere Teile des Zentralnervensystems ergriffen haben und die Voraussetzungen der Multiplizität in Zeit und Raum gegeben sind (s. auch Kapitel 41). Wenn die Doppelbilder erstes Symptom der Krankheit sind, können die Anamnese und die Ergebnisse der Zusatzuntersuchungen (Reaktionspotentiale, bildgebende Verfahren, Liquoruntersuchung) unauffällig sein. Man soll die Diagnose MS dem Patienten nicht aufdrängen, weil durch einen falschen oder zu frühzeitigen Alarm für die Behandlung und damit die Prognose des Patienten nichts gewonnen ist.

6.12 Wernicke-Enzephalopathie

Bei starken Trinkern, die entweder ein intestinales Malabsorptionssyndrom haben oder die die regelmäßige Einnahme fester Nahrung eingestellt haben, kann Vitamin B_1-Mangel zur Wernikke-Enzephalopathie führen. Andere Ursachen haben keine praktische Bedeutung, mit einer wichtigen Ausnahme: Auf Intensivstationen werden Patienten manchmal wochenlang parenteral mit großen Mengen von Kohlenhydraten ernährt. Wernicke-Enzephalopathie kann bei ihnen dann entstehen, wenn die Vitaminzufuhr unzureichend ist und der verstärkte Stoffwechsel der Kohlenhydrate zu einer Verarmung an Vitamin B_1 führt.

Die klassische Trias besteht aus Augenmuskellähmung(en), v.a. des N. oculomotorius (somatische und autonome Fasern, also mit Erweiterung der Pupillen), Nystagmus und zerebellärer Ataxie. Die verminderte Vigilanz, auf die frühere Beschreibungen großen Wert legten, ist für die Diagnose nicht notwendig. Alle Patienten haben aber okuläre Symptome, und die zerebelläre Ataxie ist häufig. Die Enzephalophathie kann ganz akut einsetzen. Die Diagnose wird durch die rasche Besserung nach parenteraler Zufuhr von Vitamin B_1 (100 mg am Tag) gesichert. Da chronische Trinker selten „trocken" werden, ist es wichtig, durch d-Xylosetest und Schillingtest die intestinale Resorptionsstörung nachzuweisen. Liegt eine solche vor, ist lebenslange parenterale (i.m.) Zufuhr von Vitaminen der B-Gruppe notwendig.

6.13 Meningitis oder Meningeosis (Karzinomatose, Tuberkulose, Sarkoidose, Pilze, andere Ätiologie)

Periphere Läsion eines oder mehrerer Nerven, die die äußeren Augenmuskeln versorgen, kann auch einen Krankheitsprozeß der Leptomeningen anzeigen. Die Patienten haben nicht notwendig ein meningitisches Syndrom, d.h. schmerzhafte Nackensteifigkeit. Die in der Überschrift genannten Krankheiten können alle einen sehr protrahierten Verlauf nehmen. Die Patienten erscheinen lediglich allgemein krank, bis das Doppeltsehen die Beteiligung des Nervensystems an der Krankheit anzeigt. Die Lumbalpunktion kann für die Diagnose entscheidend sein, wenn alle verfügbaren Liquoruntersuchungen angefordert werden. Manchmal muß man den Liquor mehrfach untersuchen, besonders für die zytologische Untersuchung auf der Suche nach Tumorzellen. Zuckerreduktion kommt bei allen genannten Diagnosen vor.

6.14 Schwangerschaft

Schließlich gibt es Funktionsstörungen der Hirnnerven in der Schwangerschaft, deren Pathogenese noch nicht gut bekannt ist. Die Prognose ist gewöhnlich gut. Die Diagnose kann aber nur durch Ausschluß aller anderen Ursachen gestellt werden, weil Schwangerschaft natürlich nicht vor irgendeinem der erörterten Krankheitszustände schützt.

6.15 Ophthalmoplegische Migräne

Wiederholte Augenmuskellähmung mit Kopfschmerzen von 1 bis 2 Stunden Dauer wird manchmal als ophthalmoplegische Migräne diagnostiziert. Die Existenz dieser Variante der Migräne wird jedoch von manchen Fachleuten in Zweifel gezogen, und es könnte gut sein, daß viele, wenn nicht alle, solche Fälle in die Kategorie der paralytischen Aneurysmen gehören.

7 Akute oder rezidivierende Kopfschmerzen

7.1 Migräne
7.2 Cluster headache (Bing-Horton-Kopfschmerz)
7.3 Akutes Glaukom
7.4 Trigeminusneuralgie
7.5 Arteriitis cranialis
7.6 Subarachnoidealblutung
7.7 Schmerzhafte diabetische Ophthalmoplegie
7.8 Tolosa-Hunt-Syndrom
7.9 Zoster ophthalmicus
7.10 Postpunktionelles Syndrom
7.11 Arterielle Hypertonie und beginnender Schlaganfall
7.12 Psychogen, Depression

Die vielfältigen Möglichkeiten der diagnostischen Zuordnung sind in der Tabelle sicher nicht vollständig wiedergegeben. Dennoch läßt sich in den meisten Fällen die richtige Diagnose anhand einer gründlichen Anamnese treffen, in der man den Patienten dazu veranlaßt, Art, Lokalisation und Bedingungen des Auftretens seiner Schmerzen sowie den Erfolg oder Mißerfolg vorangegangener Behandlungsverfahren möglichst anschaulich zu schildern. Die Patienten sind daran nicht gewöhnt und erwarten, daß man nach wenigen Schlagworten die ganze technische Untersuchungsmaschinerie in Gang setzt, von der sie in den Zeitschriften gelesen haben. Sie wären enttäuscht und mißtrauisch, wenn der Untersucher ihnen nach einer Exploration von 10 Minuten erklärte, daß die Beschwerden, welche eine jahrelange Odyssee von einem Spezialisten zum anderen und die Anwendung der verschiedensten Untersuchungs- und Behandlungsverfahren ausgelöst hatten, eine Variante der Migräne seien und mit Lithiumcarbonat gut behandelt werden können.

Da der Patient mit solchen Eröffnungen überfordert ist, anderseits aber ohne Vertrauen zum Arzt nicht erfolgreich behandelt werden kann, darf man auf die gründliche körperliche Untersuchung und die eine oder andere Zusatzuntersuchung nicht verzichten. Gerade bei der Suche nach der Ursache von

Kopfschmerzen ist die Kosten/Nutzenrelation außerordentlich ungünstig. Dies betrifft besonders computertomographische Untersuchungen des zervikalen Spinalkanals. Die Zusammenhänge zwischen degenerativen Halswirbelsäulenveränderungen und Kopfschmerzen sind denkbar locker, und auch bei erheblichen degenerativen Veränderungen wird der Blutstrom in der A. vertebralis nicht beeinträchtigt.

7.1 Migräne

Die meisten Fälle von Migräne werden als „Kopfneuralgie“ diagnostiziert, ohne daß der Diagnostiker hypothetisch an einen bestimmten Nerv denkt. Andere werden als Trigeminusneuralgie fehldiagnostiziert (s. unten) und erfolglos mit Carbamazepin, Vitamin B_1 und B_{12} behandelt. Die Migräne setzt gewöhnlich im frühen Erwachsenenalter ein, aber es gibt auch Migräne bei Kindern, besonders dann, wenn eine starke familiäre Disposition vorliegt. Bei Kindern fehlen oft Kopfschmerzen, und es treten nur periodische Verstimmungszustände auf. Manche Patienten haben ihre ersten Migräneattacken im Alter von 40 Jahren oder später. Je höher das Erkrankungsalter, desto wichtiger ist es, nach einer faßbaren Ursache zu suchen (sog. symptomatische Migräne), wobei man an ein Aneurysma oder an ein arteriovenöses Angiom denken soll. Das bedeutet aber nicht, daß jeder Migränepatient, dessen Kopfschmerzattacken im Alter von 40 Jahren oder später einsetzen, mit einer zerebralen Angiographie untersucht werden soll. Bildgebende Verfahren mit Kontrastmitteln sind bei diesen ausgewählten Patienten ebenso nützlich wie sie bei einem Jugendlichen mit Migräne überflüssig sind.

Die Familienanamnese ist von großer Bedeutung. Ungefähr 60% aller Migränepatienten berichten, wenn man nur danach fragt, daß auch andere Mitglieder der Familie Kopfschmerzattakken haben. Ein anderes wichtiges Zeichen ist die Ähnlichkeit der rezidivierenden Kopfschmerzen. Im Beginn der Attacke wissen die Patienten, daß bestimmte Prodromalsymptome „ihren“ Kopfschmerz anzeigen. Die meisten zögern dennoch die Einnahme von Medikamenten in diesem Frühstadium hinaus, obwohl die

Medikamente gerade im Vorstadium die Attacke coupieren können, was später nicht mehr der Fall ist.

Die Prodromalsymptome sind häufig ein gewisses Unwohlsein, ein Gefühl, daß man morgens nicht richtig wach geworden ist oder daß man am Tag in einer Weise „abgeschafft" ist, die der Patient schwer beschreiben kann. Manche Patienten werden nachts durch die Migräne geweckt, andere haben sie, wenn sie morgens aufwachen. Viele Migränekranke berichten, daß sie einen Wetterwechsel an ihren Kopfschmerzen bemerken, noch bevor sie aus dem Fenster geblickt haben.

Die typischen Beschwerden und Symptome können hier nicht im Detail beschrieben werden. Man sollte nicht aus den Augen verlieren, daß atypische Symptome nicht selten sind. So sind die Schmerzen häufig nicht einseitig (*Hemi*kranie). Bestimmte visuelle Symptome, wie die Fortifikationsskotome haben mehr theoretisches als praktisches Interesse und sind selten. Die entscheidenden diagnostischen Hinweise sind: eine positive Familienanamnese, Erkrankungsalter, wiederholtes Auftreten, oft in Beziehung auf gleichartige auslösende Ereignisse, Dauer (gewöhnlich einige Stunden oder den ganzen Tag) und Ähnlichkeit, wenn nicht Identität der Symptome. Man kann nicht erwarten, daß jedes einzelne Symptom, das in den Lehrbüchern beschrieben ist, bei jedem Patienten vorliegt. Entscheidend ist das allgemeine Muster der Symptome. Die Migraine accompagnée wird in den Kapiteln 5 und 32, die ophthalmoplegische Migräne im Kapitel 6 diskutiert. Es ist heute oft schwierig, den Patienten davon zu überzeugen, daß seine Migräne nichts mit degenerativen Veränderungen an der Halswirbelsäule zu tun hat. Die Begriffe Epiphänomen oder falsch positive Zuordnung sind auch in Ärztekreisen nicht gut bekannt.

7.2 Cluster headache (Bing-Horton-Kopfschmerz)

Es ist zweckmäßig, den Bing-Horton-Kopfschmerz hier zu erörtern, obwohl er im Vergleich zur gewöhnlichen Migräne weit seltener ist und die nosologische Zuordnung und die Pathophysiologie noch strittig sind. Der typische Kopfschmerzanfall beginnt in der Nacht, ohne einen erkennbaren Anlaß. Bei nicht wenigen Patienten setzen die Anfälle immer zur gleichen Nachtzeit ein. Der Kopfschmerz ist einseitig, in der Stirn und um das Auge lokalisiert, erstreckt sich in die Augenhöhle und nimmt rasch an Intensität so zu, daß er fast unerträglich wird. Er läßt etwas nach, wenn die Patienten aufstehen und herumgehen. In der Regel tränt das Auge, und die Nasendrüsen sezernieren auf derselben Seite oder die Nase ist „verstopft". Viele Patienten haben eine Miose auf der Seite des Kopfschmerzes, manche ein volles Horner-Syndrom. Die Schmerzattacke reagiert nicht auf die gewöhnlichen Analgetika und dauert in der Regel weniger als eine Stunde. Sie wird aber dann mehrere Male während der Nacht und während des folgenden Tages wieder auftreten. Sie wird den Patienten zur selben Stunde in der folgenden Nacht aufwecken, und so setzen sich die Schmerzattacken für Tage und manchmal Wochen fort. Dies wird durch den englischen Terminus „cluster headache" bezeichnet (cluster = Häufung).

Der Bing-Horton-Kopfschmerz ist immer idiopathisch. Keine Zusatzuntersuchung wird etwas anderes als falsch positive Symptomkombinationen aufdecken. Die Diagnose wird durch den therapeutischen Effekt von oral gegebenen Lithiumpräparaten gestützt.

7.3 Akutes Glaukom

Rezidivierende einseitige, fronto-temporale Kopfschmerzen mit Ausstrahlung hauptsächlich in das Auge, die ebenfalls in der Nacht beginnen, sind charakteristische Symptome des akuten Glaukoms. Diese Schmerzen enden aber nicht nach einer Stunde. Die begleitenden Augensymptome erlauben eine Differenzierung zur Migräne und zum Bing-Horton-Kopfschmerz. Bei den eben genannten Schmerzzuständen und übrigens auch bei der Trigeminusneuralgie ist die Pupille auf einer Seite miotisch. Beim akuten Glaukomanfall besteht eine fixierte Erweiterung der Pupille, welche eine Verengung des Kammerwinkels zur Folge hat, die den Abfluß des Kammerwassers behindert. Konjunktivale und ziliare Injektion kommen bei allen drei Zuständen vor, am deutlichsten beim Glaukom. Palpation der Augäpfel läßt den Unterschied im Augendruck erkennen. Es ist notwendig, die Diagnose rasch zu stellen, weil der Patient seinen Visus verlieren kann.

7.4 Trigeminusneuralgie

Anfälle von Trigeminusneuralgie werden durch die französische Bezeichnung „Tic douloureux" so treffend beschrieben, daß man sie nicht mit irgendeinem anderen Schmerzzustand verwechseln sollte. Es ist richtig, daß viele Patienten zunächst darüber klagen, daß sie im Obergesicht oder im Untergesicht einen andauernden Schmerz haben und daß das betroffene Gebiet nicht immer genau dem Versorgungsgebiet eines Trigeminusastes oder zweier Äste entspricht. Auf näheres Befragen werden die Patienten aber dann ergänzen, daß ein länger dauernder Schmerz von Minuten oder von Stunden sich aus einer ununterbrochenen Abfolge von sehr kurzen, sehr heftigen Schmerzattacken („Tic") zusammensetzt, die durch äußere Reize, wie Essen, Trinken, Sprechen oder Berührung der Haut ausgelöst werden.

Die Patienten geraten in einen Zustand ängstlicher Erwartung, in dem sie nicht mehr sprechen, essen, das Gesicht waschen, die Zähne putzen oder sich der frischen Luft aussetzen. Die Schmerzattacken können dadurch ausgelöst werden, daß man charakteristische „Triggerpunkte" berührt oder darauf drückt, die etwa dem Eintrittspunkt eines der drei Äste des N. trigeminus entsprechen. Lokalanästhesie dieser Triggerpunkte führt vorübergehend zum Aussetzen der Schmerzen, auf jeden Fall kann man danach von den Triggerpunkten keine Schmerzattacken mehr auslösen. Während der Attacken sind die Gefäße in dem betroffenen Hautbereich erweitert. Man beobachtet Sekretion der Tränen- und Nasendrüsen. Oft besteht Miosis. Die wichtigsten Kriterien für die Differentialdiagnose gegen Cluster headache sind: Ticartiger Charakter der Schmerzen, Auslösung durch äußere Reize und zirkadianer Verlauf.

7.5 Arteriitis cranialis

Einseitiger frontaler Kopfschmerz bei Patienten über 60 Jahren kann ein Symptom der Arteriitis cranialis sein, die früher Arteriitis temporalis genannt wurde. Es handelt sich um eine Riesenzellarteriitis, eine Autoimmunreaktion, welche ausgedehnte Gefäßbezirke im Verteilungsbereich der A. carotis externa und interna ergreift. Deshalb ist der neue Terminus besser zutreffend. Die Patienten klagen über einen andauernden, bohrenden temporal lokalisierten Kopfschmerz. Da nicht nur die A. temporalis superficialis betroffen ist, haben manche Kranke ein eigenartiges Symptom, das als „Claudicatio intermittens des Kauens“ bezeichnet wird. Der pathophysiologische Mechanismus ist derselbe wie bei der Claudicatio intermittens des Gehens: der stenosierende arterielle Krankheitsprozeß verhindert die Zunahme der Durchblutung bei muskulärer Aktivität der Masseterenmuskeln.

Die Verdickung und Pulslosigkeit der A. temporalis superficialis entwickelt sich erst in einem schon fortgeschrittenen Stadium der Krankheit, gewöhnlich in der zweiten Woche. Charakteristische Laboratoriumsbefunde können aber gleich zu Beginn der Beschwerden nachgewiesen werden: starke Beschleunigung der Blutsenkungsgeschwindigkeit, Anämie, Leukozytose, Erhöhung von Alpha-2-Globulin und Serum-IgG. Die Diagnose muß früh gestellt werden, weil rechtzeitige Behandlung mit Corticosteroiden, gefolgt von Langzeitbehandlung mit Azathioprin den Verlauf der Krankheit unterbrechen kann, während bei verspäteter Diagnose einseitige Blindheit und Hemiplegie eintreten können. Die Diagnose wird durch Biopsie der A. temporalis superficialis bestätigt, bei welcher man den Befund einer Riesenzellarteriitis erhebt.

Über die Kombination mit *Polymyalgia rheumatica* siehe Kapitel 33.

7.6 Subarachnoidealblutung

Die Entwicklung der Beschwerden und Symptome bei Subarachnoidealblutung (s. auch Kapitel 29 und 30) ist so charakteristisch, daß man immer wieder überrascht ist, wie häufig die Diagnose verfehlt und wertvolle Zeit verloren wird.

Fast alle Patienten klagen über einen plötzlich oder jedenfalls sehr rasch einsetzenden Kopfschmerz, den sie noch nie zuvor erlebt hatten. Dies ist das führende Symptom und häufig die einzige Beschwerde. Alle anderen Symptome und objektiven Zeichen können fehlen, und das Bewußtsein kann voll erhalten sein. Augensymptome, z. B. Lähmung des N. oculomotorius, geben wichtige Hinweise auf die Lokalisation (A. communicans posterior). Man darf sie aber nicht bei allen, noch nicht einmal bei der Mehrzahl der Patienten erwarten. Ganz selten fehlt selbst die Nackensteifigkeit, selbst bei bewußtseinsklaren Patienten. Epileptische Anfälle sind selten.

Die Lumbalpunktion ergibt blutigen Liquor, der nach Zentrifugieren dann xanthochrom ist, wenn das Ereignis 6 Stunden oder länger zurückliegt. Mit bildgebenden Verfahren kann man die Ausdehnung und manchmal auch die Quelle der Blutung nachweisen. Die Patienten müssen als Notfall in die nächstgelegene neurologische oder neurochirurgische Abteilung eingewiesen werden, wo die Diagnose durch zerebrale Angiographie gesichert wird. Die medikamentöse und chirurgische Behandlung werden hier nicht im einzelnen besprochen.

Das Spektrum der Fehldiagnosen und entsprechend auch der Fehlbehandlungen ist erstaunlich. Meningitis oder akute Verschlechterung eines Tumors der hinteren Schädelgrube sind naheliegende Diagnosen und führen auch zur Krankenhausaufnahme, so daß keine Zeit verloren geht. Es ist aber unentschuldbar, die alarmierenden Symptome auf zervikale Spondylose oder die „Ausrenkung" von Halswirbeln zurückzuführen, zumal chiropraktische Manipulationen Rezidivblutungen mit fatalem Ausgang auslösen können. Die Diagnose Okzipitalneuralgie mit konsekutiver Injektion von Lokalanästhetika in die Cervikalsegmente ist nicht zu rechtfertigen. Jeder Arzt sollte wissen, daß die zervikale Spondylose die Wirbelsegmente C5 bis C8 in steigender

Häufigkeit ergreift und daß Schmerzen infolge degenerativer Veränderungen an der Halswirbelsäule nicht zum Nacken oder Kopf ausstrahlen, sondern in die Schultern und in den Arm. Wenn Wirbelkrankheiten die obersten Segmente der Halswirbelsäule ergreifen, handelt es sich nicht um degenerative, sondern um maligne oder entzündliche Krankheiten, und diese verlangen gründliche radiologische und internistische Untersuchungen und nicht die Anwendung von Lokalanästhetika.

7.7 Schmerzhafte diabetische Ophthalmoplegie

Dieser Krankheitszustand kann leicht mit einer Subarachnoidealblutung verwechselt werden. Bei älteren diabetischen Patienten tritt akut eine partielle oder komplette Okulomotoriuslähmung auf, die von Schmerzen im gleichseitigen Obergesicht und Mittelgesicht begleitet ist. Im Gegensatz zur Subarachnoidealblutung sind aber ausschließlich die somatischen und nicht auch die autonomen Fasern des N. oculomotorius betroffen, so daß also keine Pupillenerweiterung und Verminderung der Lichtreaktion vorliegt. Die Patienten sind nicht nackensteif und sind in ihrer Wachheit nicht gemindert.

Bei den meisten Patienten wird der Diabetes bekannt sein. Die Eigenreflexe sind häufig vermindert oder fehlen, zumindest an den Beinen, und die Vibrationsempfindung ist vermindert oder aufgehoben, d. h.: das Schwirren der Stimmgabel, die auf die Knöchel oder Zehen aufgesetzt wird, wird als gleichmäßiger Druck empfunden (Polyneuropathie, s. Kapitel 40). In solchen Fällen sind keine Zusatzuntersuchungen notwendig. Die Prognose ist gut. Rückbildung der Okulomotoriuslähmung kann über eine Periode von ein bis drei Monaten erwartet werden. Die schmerzhafte diabetische Ophthalmoplegie ist eine der Manifestationen der diabetischen Neuropathie. Da der N. oculomotorius keine sensiblen Fasern führt, muß man eine gleichzeitige Schädigung des N. ophthalmicus und manchmal auch des N. maxillaris (1. und 2. Ast des N. trigeminus) annehmen. Die Verschonung der autonomen Fasern bei dieser Art von Okulomotoriuslähmung ist eine Besonderheit, weil andere Varianten der diabetischen Neuropathie ziemlich häufig das autonome Nervensystem mitergreifen (s. auch Kapitel 40).

7.8 Tolosa-Hunt-Syndrom

Schmerzhafte Ophthalmoplegie ist auch charakteristisch für das Tolosa-Hunt-Syndrom. Auch hier werden bevorzugt Patienten im mittleren oder fortgeschrittenen Lebensalter befallen. Über einen Zeitraum von mehreren Tagen entwickelt sich eine partielle oder eine komplette einseitige Ophthalmoplegie, d. h. eine Lähmung mehrerer oder aller drei Augenbewegungsnerven. Die Patienten haben starke Schmerzen im Versorgungsgebiet des N. ophthalmicus (1. Trigeminusast). Häufig beobachtet man auf der betroffenen Seite eine konjunktivale und auch ziliare Injektion, manchmal auch einseitige Protrusio bulbi. Diese Kombination von Beschwerden und Symptomen erlaubt es, den Krankheitsprozeß in der Orbitaspitze oder im Sinus cavernosus zu lokalisieren. Das Tolosa-Hunt-Syndrom beruht auf einer granulomatösen retroorbital gelegenen Entzündung. Die Diagnose wird meist per exclusionem, d. h. nach Ausschluß der meisten anderen in diesem Kapitel erörterten Krankheitszustände gestellt. Bildgebende Verfahren weisen die granulomatöse Entzündung nicht zuverlässig nach. Corticosteroide führen in der Regel zu einer raschen Besserung, aber beim Absetzen der Behandlung können Rückfälle eintreten.

7.9 Zoster ophthalmicus

In den ersten Tagen kann sich der Zoster im 1. Trigeminusast nur durch frontale Kopfschmerzen äußern, während die Hauteruptionen erst nach einigen Tagen folgen.

7.10 Postpunktionelles Syndrom

Nicht selten schließt sich an eine Lumbalpunktion ein Kopfschmerz an, der mehrere Tage dauert. In typischer Weise nimmt er zu, wenn der Patient sich aufrichtet, und läßt nach, wenn der Patient sich wieder hinlegt. Viele Patienten geben an, daß sie ein schwer zu beschreibendes Dröhnen im Kopf verspüren. Einige klagen über Übelkeit, einige bekommen eine leichte Nackensteifigkeit. Die Prognose ist gut, und die Rückbildung wird dadurch gefördert, daß man dem Patienten die gute Prognose überzeugend klarmacht.

7.11 Arterielle Hypertonie und beginnender Schlaganfall

Rezidivierender Kopfschmerz ist ein häufiges Symptom bei labiler arterieller Hypertonie. Bei solchen Patienten muß der Blutdruck mehrmals am Tage gemessen werden. Einseitiger Kopfschmerz beim beginnenden Schlaganfall kann zur Fehldiagnose eines Hirntumors führen.

7.12 Psychogen, Depression

In den vorangehenden Abschnitten wurden verschiedene körperliche Krankheiten erörtert, die zu Kopfschmerzen führen können. Die Mehrzahl der Patienten, die den Arzt wegen Kopfschmerzen aufsuchen, leiden aber unter psychisch bedingten Schmerzen. Das diagnostische Spektrum erstreckt sich von chronischer oder phasenhafter Depression über akute depressive Reaktionen bis zur Simulation, dem Rentenbegehren oder dem Münchhausen-Syndrom. Beim Koryphäenkiller-Syndrom verstehen es Personen von hysterischer Persönlichkeitsstruktur, den Diagnostiker bewußt oder unbewußt dadurch zu verwirren, daß die Beschwerden und Symptome keiner bekannten Krankheit zuzuordnen sind. Früher oder später muß der Arzt also seine Niederlage eingestehen und wird versucht sein, den Patienten zu einer Koryphäe auf dem Fachgebiet weiter zu verweisen. Man soll sich durch diese Patienten nicht in die Defensive drängen lassen, sondern ungerührt einräumen, daß die Medizin nach bestem Wissen des Diagnostikers für diese Beschwerden keine Erklärung und entsprechend auch keine Behandlung bietet.

Welche Variante seelisch bedingter Kopfschmerzen auch vorliegen mag: es ist von größter Wichtigkeit, nicht die Erfahrung aus den Augen zu verlieren, daß Schmerzen, und besonders Kopfschmerzen, sehr häufig keine somatische Ursache haben. Der Verdacht, daß ein seelisch bedingter Krankheitszustand vorliegt, wird sich rasch dann verfestigen, wenn man dem Patienten Gelegenheit gibt, über seine persönlichen Verhältnisse, Hoffnungen, Befürchtungen und Enttäuschungen zu sprechen.

8 Akuter Verwirrtheitszustand

8.1 Alkoholentzugssyndrom (Delirium tremens)
8.2 Enzephalitis
8.3 Intrazerebrale Blutung
8.4 Subarachnoidealblutung
8.5 Bilateraler Verschluß der A. cerebri posterior
8.6 Vaskuläre Demenz
8.7 Alzheimersche Krankheit
8.8 Zerebrale Beteiligung bei Stoffwechselstörungen
8.9 Okkulte Blutung, z.B. in den Bauchraum
8.10 Epileptischer Dämmerzustand
8.11 Posttraumatische Psychose

Bei Patienten im akuten Verwirrtheitszustand ist die Krankengeschichte gewöhnlich ziemlich fragmentarisch, wenn sie überhaupt verfügbar ist. Man muß, wie die Tabelle zeigt, eine recht große Zahl von Diagnosen gegeneinander abwägen. Zu rasche und zu massive symptomatische Therapie kann die Symptomatik verschleiern und das Erkennen der Ursache des Verwirrtheitszustandes behindern. Man sollte also die verschiedenen diagnostischen Möglichkeiten rasch gruppieren, um die Zahl der Optionen zu vermindern. Nützliche Gruppierungen sind: toxisch, entzündlich, vaskulär, metabolisch, akute Verschlechterung einer degenerativen Krankheit, traumatisch oder postparoxysmal.

8.1 Alkoholentzugssyndrom (Delirium tremens)

Am häufigsten kommen Intoxikationen durch Alkoholika zustande. Ein Verwirrtheitszustand im akuten Alkoholrausch ist leicht zu erkennen.

8.2 Enzephalitis

In jedem Lebensalter muß man bei einem akut verwirrten Patienten die Verdachtsdiagnose Encephalitis berücksichtigen. Die meisten akuten Enzephalitiden sind durch Viren verursacht. Man unterscheidet die immunologisch bedingte parainfektiöse Enzephalitis von der Hirnentzündung durch direkten Befall des Hirngewebes. Eine Sondergruppe sind Enzephalitiden durch „opportunistische" Infektionen mit Protozoen, Bakterien, Viren und Pilzen beim erworbenen Immundefektsyndrom (AIDS).

Eine Vorkrankheit ist oft nicht bekannt. Der Verwirrtheitszustand setzt akut nach uncharakteristischen Prodromi ein. Die Patienten sind in der Wachheit gemindert, desorientiert, im Denken inkohärent, ablenkbar und dadurch schwer auf eine Abfolge von Inhalten, z. B. ihre Anamnese, zu fixieren. Der neurologische Status kann unauffällig sein. Subfebrile Temperaturen sind nicht obligat. Das EEG ist allgemeinverändert und kann Herdveränderungen zeigen, manchmal auch epileptische Aktivität. Der Liquor kann, aber muß nicht, eine geringe Pleozytose enthalten, das Eiweiß kann leicht vermehrt sein, das Laktat ist gewöhnlich normal. Im CCT erhebt man einen Normalbefund oder man findet die Zeichen einer Hirnschwellung. In diesem Stadium ist jede Entwicklung offen, zumal die serologischen Befunde akut noch nicht verfügbar sind. Bei einer unkomplizierten parainfektiösen Enzephalitis kann sich die Symptomatik in wenigen Tagen zurückbilden. Bei Herpes-simplex-Enzephalitis (s. Kapitel 22, 25 und 32) lenken epileptische Anfälle, Aphasie, Halbseitenlähmung und rasch fortschreitende Bewußtseinstrübung die Diagnostik in die zutreffende Richtung.

Oft entschließt man sich zur virostatischen Behandlung mit Aciclovir. Bei Verdacht auf eine HIV-assoziierte Enzephalitis wird man eine gegen Toxoplasmose gerichtete Behandlung einleiten. Die ätiologische Diagnose der Enzephalitis verlangt häufig wiederholte Untersuchungen von EEG, CCT, Liquor und Laborwerten. Dabei muß man berücksichtigen, daß die Patienten die für die Diagnostik, etwa auch der Cryptococcose, notwendigen Antikörper wegen ihrer Immunschwäche nicht bilden können. Man muß also mit falsch negativen serologischen Befunden rechnen.

8.3 Intrazerebrale Blutung

Sehr selten führt ein ischämischer Insult zu vorwiegend psychiatrischen Beschwerden und Symptomen (Ausnahme siehe 8.5). Eine Massenblutung dagegen kann zur Verwirrtheit führen, bevor Hemiplegie oder ein Hirnstammsyndrom deutlich erkennbar wird.

Die Diagnose liegt nahe, wenn der Patient eine länger bestehende arterielle Hypertonie hat. Man kann sie nicht auf Liquorbefunde gründen. Schwere fokale und Allgemeinveränderung im EEG sind sehr verdächtig, aber der Beweis kann nur durch bildgebende Verfahren geliefert werden.

8.4 Subarachnoidealblutung

Die Subarachnoidealblutung setzt abrupt ein und führt in der Regel zu Kopfschmerzen, die der Patient nie vorher erlebt hat. Diese gehen dem Verwirrtheitszustand voraus. Wenn sich ein solcher nach SAB entwickelt, ist der Patient nackensteif. Okulomotorische und pupillomotorische Symptome sind häufig, und die Lumbalpunktion ergibt Blutbeimengung im Liquor, der nach Zentrifugieren xanthochrom ist. Bildgebende Verfahren zeigen die Blutung deutlich (s. a. Kapitel 7.6).

8.5 Bilateraler Verschluß der A. cerebri posterior

Nach einem bilateralen Posteriorinsult ist der Patient blind oder fast blind und häufig auch verwirrt. Bei der akuten kortikalen Blindheit ist Anosognosie (s. 3.1) fast die Regel. Diese Patienten reagieren nicht auf rein visuelle Stimuli. Akustische Stimuli rufen eine Blickwendung hervor, aber der Patient fixiert nicht genau. Er wird dennoch leugnen, blind zu sein und seine Umgebung, wenn man ihn dazu auffordert, in einer konfabulatorischen Weise beschreiben, was den Eindruck der Verwirrtheit noch verstärkt. Viele Patienten konfabulieren auch spontan und reden inkohärent vor sich hin. Der optokinetische Nystagmus fehlt. Einzelheiten des diagnostischen Vorgehens und charakteristische Befunde sind in Kapitel 30 beschrieben.

8.6 Vaskuläre Demenz

Die an chronische arterielle Hypertonie assoziierte zerebrale Mikroangiopathie führt zu rezidivierenden zerebralen Gefäßinsulten mit wechselnder Symptomatik: Halbseitenlähmung, Dysdiadochokinese, Ataxie, halbseitige Sensibilitätsstörung, die sich zunächst ganz oder teilweise wieder zurückbildet („Schlägle"). Im Verlauf lassen auch die psychologischen Funktionen nach: Gedächtnis, Wortfindung, Aufmerksamkeit, um nur einige zu nennen. Die Affektivität ist flach. Manche Patienten sind affektlabil. In fortgeschrittenen Stadien tritt pathologisches Lachen und Weinen auf. Die Patienten sind häufig schon längere Zeit nächtlich verwirrt.

In einem bestimmten Augenblick führt eine akute zerebrale Ischämie zu einem Zustand von Verwirrtheit auch am Tage. Die Diagnose der zerebralen Mikroangiopathie stützt sich auf arterielle Hypertonie, Vorgeschichte, neurologische Befunde und bildgebende Verfahren (bilaterale Zonen verminderter Dichte im Marklager der Großhirnhemisphären, multiple Lakunen in den Stammganglien und im Hirnstamm). Bei 30% der Patienten besteht gleichzeitig eine zerebrale Makroangiopathie, die sich z. B. bei der Dopplersonographie im Befund einer mäßiggradigen Carotis interna-Stenose äußert. Natürlich können die Patienten auch eine absolute Arrhythmie oder einen ähnlichen Herzbefund haben. Diese Epiphänomene (in Bezug auf den zerebralen Krankheitszustand) bringen die Gefahr falscher Zuordnungen und ungerechtfertigter Behandlungsmaßnahmen mit sich. Deshalb ist es wichtig, und auch möglich, die zerebrale Mikroangiopathie mit ihren neurologischen und psychologischen Folgen zu erkennen.

8.7 Alzheimersche Krankheit

Im Gegensatz zum treppenartigen Verlauf bei Multiinfarktdemenz entwickeln sich bei der Alzheimerschen Krankheit die neuropsychologischen Störungen langsam und stetig progredient. Plötzliche Ereignisse werden nicht beobachtet. Neurologische Ausfälle sind gering, wenn überhaupt vorhanden. Allenfalls findet man pathologische Handgreifreflexe und Zeichen eines leichten Parkinson-Syndroms. Affektiv wirken die Patienten gut komponiert, auch sind sie in ihrem Sozialverhalten wenig beeinträchtigt. Ein akuter Verwirrtheitszustand tritt nicht selten dann ein, wenn sich die äußeren Verhältnisse des Patienten plötzlich ändern, etwa durch einen Umzug, durch den Verlust eines Familienmitgliedes oder auch nur durch eine Krankenhausaufnahme. Die Verwirrtheit nimmt oft nachts zu. Bildgebende Verfahren zeigen eine globale Verminderung des Hirnvolumens. Diese geht aber dem Grad der Demenz nicht parallel.

8.8 Zerebrale Beteiligung bei Stoffwechselstörungen

Ein akuter Verwirrtheitszustand infolge einer Stoffwechselentgleisung kann fast nie rein aufgrund der neurologischen Befunde diagnostiziert werden. Eine Ausnahme ist der „flapping tremor", d. h. ein Wackeln von zunehmender Amplitude, das vorwiegend proximale Muskelgruppen beim Ausstrecken der Arme oder Beine ergreift und das für Leber- und Nierenversagen charakteristisch ist. In der anglo-amerikanischen Literatur nennt man dieses Wackeln Asterixis. Es ist kein Tremor, sondern beruht auf intermittierendem Nachlassen der Halteinnervation. In der Regel muß die Diagnose auf der Grundlage von Laboratoriumsbefunden gestellt werden. Man soll deshalb bei einem akuten Verwirrtheitszustand ungeklärter Ätiologie ein großes Spektrum von Laboruntersuchungen veranlassen. In erster Linie kommen in Frage: akute Pankreatitis, Addison-Krise, Hyperkalzämie, Hyperinsulinismus, Hyper- und Hypoparathyreoidismus, Porphyrie, respiratorische Azidose, Natriumverarmung. Diese Liste ist aber sicher unvollständig. Eine ganz wichtige Ursache akuter Verwirrtheit bei älteren Menschen ist die Exsikkose. Sie ist leicht zu erkennen (Hautfalten, hoher Hämatokrit), leicht zu behandeln, wird aber oft nicht bedacht. Nicht nur in der häuslichen Pflege vergessen alte Menschen und ihre Angehörigen die notwendige Flüssigkeitsaufnahme. Auch in operativen Krankenhausabteilungen sehen wir als Konsiliarius exsikkierte Patienten, deren Verwirrtheit und Wachheitsstörung sich nach ausreichender Flüssigkeitszufuhr rasch bessert. Exsikkose kann auch eintreten, wenn ein vermutetes Hirnödem, z. B. nach Schlaganfall, durch „dehydrierende" Infusionen gebessert werden soll und dabei der notwendige Flüssigkeitsersatz unterlassen wird.

8.9 Okkulte Blutung, z. B. in den Bauchraum

Eine okkulte Blutung, z. B. in den Bauchraum, kann die Menge der zirkulierenden Erythrozyten in einem solchen Ausmaß vermindern, daß eine globale zerebrale Hypoxie eintritt. Sie äußert sich in einem Verwirrtheitszustand ohne neuropsychologische Symptome oder in Verminderung der Wachheit.

8.10 Epileptischer Dämmerzustand

Epileptische Dämmerzustände treten nicht nur bei Patienten auf, deren Epilepsie bekannt ist, sondern auch nach dem ersten Anfall. Die Dämmerzustände können nach einem einzelnen Grand Mal oder einer Serie von Krampfanfällen auftreten. In diesem Fall wird der Patient gespannt, desorientiert sein und die Situation nicht richtig erfassen. Er kann paranoid sein und ein unklares Gefühl der Bedrohung erleben, was dazu führt, daß er die Absichten anderer Personen fehlinterpretiert. Man muß also mit aggressiven Reaktionen rechnen.

Aggressivität tritt nicht ein, wenn der Patient eine ununterbrochene Serie von komplexen partiellen (psychomotorischen) Anfällen hat. Diese Kranken sind verlangsamt, führen inadäquate Handlungen aus und machen den Eindruck einer verminderten Wachheit. Die Diagnose ist verhältnismäßig leicht, wenn die Patienten orale Automatismen, wie Kauen, Schlucken, Schmatzen oder auch stereotype Handbewegungen ausführen, wie sie vom einzelnen psychomotorischen Anfall bekannt sind. Die Diagnose wird durch das EEG bestätigt, obwohl es kein einheitliches charakteristisches EEG-Muster gibt.

8.11 Posttraumatische Psychose

Diese exogene Psychose wird ziemlich regelmäßig fehldiagnostiziert, wenn der Patient nach dem Erwachen aus der posttraumatischen Bewußtlosigkeit auf einer chirurgischen Station psychotisch wird. Charakteristische Erlebnis- und Verhaltensweisen sind Ängstlichkeit, Unruhe und illusionäre Verkennung der Umgebung: ein Infusionsständer wird als eine Person fehlinterpretiert, die den Patienten bedroht usw. Die Patienten versuchen, ihr Bett und manchmal sogar die Station zu verlassen, obwohl ihnen das wegen der chirurgischen Unfallfolgen strikt untersagt wird. In zu vielen Fällen wird der Zustand als unbotmäßiges Verhalten angesehen, und die pathologische Natur dieser Verhaltensstörung wird anfangs nicht erkannt.

9 Belastungsabhängige Schwäche

9.1 Myasthenia gravis

Belastungsabhängige Schwäche ist als das charakteristische Symptom der Myasthenie bekannt. Im Anfangsstadium der Krankheit hat der Patient morgens, nach der Nachtruhe, noch keine Schwäche, aber die Muskelkraft läßt während der Aktivität des Tages nach. Welche Muskeln die belastungsabhängige Schwäche zeigen, variiert von einem Patienten zum anderen. Deshalb fragt man in der Anamnese nach dem Auftreten von Doppelbildern beim Lesen, dem Schwächerwerden oder zunehmendem Näseln der Stimme beim Sprechen, Nachlassen der Kraft in den Beinen beim Gehen oder in den Armen bei verschiedenen manuellen Tätigkeiten. Beispiele sind Schreibmaschineschreiben oder bei industrieller Arbeit ständig wiederholt einen Hebel betätigen. Ruhepausen führen zu einer vollständigen oder jedenfalls weitgehenden Erholung der Kraft.

Der Verdacht auf Myasthenie sollte Anlaß zu Belastungsproben sein, bei denen der Patient 30- bis 40mal diejenigen Bewegungen ausführt, in denen die Schwäche auftritt. Beispiele sind: kraftvolles Öffnen und Schließen der Augen, Zählen mit lauter Stimme, Anheben des Kopfes in liegender Position und Drücken eines Dynamometers. Wenn man dabei ein Nachlassen der Kraft (oder ein Nasalieren der Stimme) feststellt oder wenn beim Lesen einer Schreibmaschinenseite Doppelbilder auftreten, sind pharmakologische Tests indiziert. Injektion von Cholinesterasehemmern (z. B. Neostigmin) führt zu einer Wiederkehr der Muskelkraft mit einer Latenz zwischen 30 Sekunden und 1 Minute für die Dauer von einigen Minuten. Eine postsynaptische angreifende Testsubstanz ist Tensilon (Edrophoniumhydrochlorid). Je länger der Effekt einer solchen einzelnen Injektion dauert, umso mehr ist es wahrscheinlich, daß ein ungewöhnlicher Fall von Myasthenie vorliegt, der eine Untersuchung durch den Spezialisten verlangt. Während der Tests sollte man eine Ampulle Atropin aufgezogen bereithalten, weil bei einigen Patienten starke autonome (muskarinartige) Wirkungen der Substanzen auftreten. Wenn man eine psychogene Schwäche ausschließen will, beginnt man den Test mit einer Injektion von physiologischer Kochsalzlösung.

Repetitive elektrische Stimulation peripherer Nerven führt zu einem Dekrement (Nachlassen der Amplitude) der Aktionspotentiale in den abhängigen Muskeln, welches ebenfalls durch Cholinesterasehemmer oder durch Substanzen, die auf die postsynaptische Membran einwirken (Tensilon) rückgängig gemacht wird.

Wenn die Diagnose Myasthenie feststeht, sind weitere Untersuchungen notwendig. Man untersucht auf Antikörper gegen Azetylcholinrezeptoren und Skelettmuskulatur im Serum. Durch Röntgenaufnahme oder Thorax-CT sucht man nach einem Thymom oder einer persistierenden Thymusdrüse. Es gibt auch eine symptomatische myasthenische Schwäche bei Hyperthyreose.

9.2 Lambert-Eaton-Syndrom

Dies ist ein paraneoplastisches Syndrom, das mit der Myasthenie die abnorme Ermüdbarkeit gemeinsam hat. Man kann das Lambert-Eaton-Syndrom aber an charakteristischen Eigenschaften von der Myasthenia gravis differenzieren. Die Schwäche setzt nicht in den extraokulären oder fazialen Muskeln ein. Gewöhnlich bleiben diese sogar im ganzen Krankheitsverlauf ausgespart. Am meisten sind die Muskeln des Schulter- und Beckengürtels betroffen. Die Patienten klagen zwar über eine belastungsabhängige Schwäche. Während der Untersuchung stellt man aber bei wiederholter Innervation der betroffenen Muskeln fest, daß die Kraft während der ersten Kontraktionen zunimmt oder gleich bleibt und erst nach einer Minute oder später nachläßt. Dies entspricht dem charakteristischen Befund bei der Stimulationselektromyographie. Hier sieht man zunächst ein Inkrement, d. h. eine Zunahme der Amplitude der Aktionspotentiale, bevor die repetitive Reizung zum Dekrement führt. Die pharmakologischen Tests, die in Abschnitt 9.1 beschrieben sind, haben geringe oder überhaupt keine Wirkung. Antikörper gegen Acetylcholinrezeptoren finden sich nicht, ebenso wenig Thymom oder Thymuspersistenz. Acetylcholin wird normal gespeichert. Die Aktivität des synthetisierenden Enzyms Cholin-Acetyltransferase und die Zahl der postsynaptischen Acetylcholinrezeptoren sind normal. Bei sehr vielen Patienten läßt sich HLA B8 nachweisen. Die Charakteristika des Syndroms lassen sich durch IgG von Patienten auf Mäuse übertragen. Das Syndrom tritt häufiger bei Männern auf. Das Neoplasma ist in 60% der Fälle ein Haferzellkarzinom der Lunge.

9.3 Paroxysmale hypokaliämische Lähmung

Es gibt eine Störung des Kaliumstoffwechsels, die die Muskulatur betrifft und zur paroxysmalen hypokaliämischen Lähmung führt. Das führende Symptom ist eine immer wiederkehrende Lähmung der Muskulatur der Gliedmaßen und des Rumpfes, die für Stunden andauert. Gewöhnlich bleiben die fazialen Muskeln und das Zwerchfell ausgespart. Die Mehrzahl der Lähmungsanfälle tritt in der Nacht ohne erkennbare Ursache auf. Anfälle von Schwäche können aber auch durch intensive körperliche Arbeit oder kohlenhydratreiche Mahlzeiten ausgelöst werden.

Während des Lähmungsanfalls fällt der Serumspiegel des Kaliums dramatisch ab, manchmal auf Werte von 2 oder 1,7 mval, und im Elektromyogramm kann elektrische Stille eintreten, d. h. Fehlen aller Aktions- und spontanen Potentiale. Bei schwächeren Lähmungsanfällen sind die Amplituden der Potentiale niedrig, und ihre Dauer ist verkürzt. In Zweifelsfällen kann man Lähmungsanfälle zu diagnostischen Zwecken durch die orale Gabe hoher Dosen von Glukose zusammen mit 20 E Insulin subkutan provozieren.

9.4 Claudicatio intermittens der Cauda equina

Bei älteren Patienten tritt manchmal, sobald sie aufrecht stehen, eine vorübergehende Schwäche in den Beinen auf. Die Schwäche nimmt beim Gehen erheblich zu, oft so sehr, daß die Patienten sich setzen müssen, um nicht zusammenzufallen. Die Symptome beginnen mit Schmerzen in den Waden und sind gefolgt von einem Taubheitsgefühl der Füße, das zu den Oberschenkeln aufsteigt. Die peripheren Pulse sind nicht abgeschwächt, was die differentialdiagnostische Abgrenzung gegenüber der vaskulären Claudicatio intermittens erleichtert. Dagegen können die Eigenreflexe abgeschwächt sein, anfangs nur während der Schwächeanfälle, später für die Dauer, und sie können auch ganz erlöschen. In ähnlicher Weise ist die Nervenleitgeschwindigkeit anfangs nur während der Schwäche verlangsamt. Später zeigt die elektrophysiologische Untersuchung eine chronisch andauernde Schädigung der Cauda equina an. Untersuchungen mit bildgebenden Verfahren zeigen einen engen lumbalen Spinalkanal. Gewöhnlich liegt eine kombinierte Schädigung vor. Die Patienten haben schwere degenerative Wirbelveränderungen mit arthrotischen Appositionen an den Intervertebralgelenken, oft auch eine Protrusion einer oder mehrerer Bandscheiben. Man soll sich aber davor hüten, die radiologischen Befunde mit dem klinischen Bild zu identifizieren. Nicht in jedem Fall, in dem man einen engen Spinalkanal findet, liegt das klinische Syndrom vor, das allein Anlaß zur myelographischen Untersuchung sein kann. Die Myelographie wird in verschiedenen Funktionshaltungen der Wirbelsäule ausgeführt. Der entscheidende Befund ist eine Passagebehinderung des Kontrastmittels, die entweder in jeder Haltung oder in Lordose auftritt. Der Mechanismus der Kaudaschädigung ist komplex. Sicher spielen nicht nur mechanische Faktoren, sondern auch eine Beeinträchtigung der Blutversorgung in den Wurzelarterien eine Rolle. Die Behandlung ist chirurgisch.

10 Bilaterale Hirnnervenläsionen

Die Krankheiten, die in diesem Kapitel beschrieben sind, setzen akut oder subakut ein. Manche davon sind schmerzhaft, manche schmerzlos, was zu einer wichtigen diagnostischen Vorentscheidung führt. Die Prozesse greifen entweder die Meningen oder den Hirnstamm oder beide Strukturen an. Liquoruntersuchung ist deshalb unerläßlich. Dabei sollte man nicht nur die Zellzahl bestimmen, den Typ der Zellen festlegen und Eiweiß, Glukose und Laktat in üblicher Weise bestimmen, sondern auch auf Immunglobuline untersuchen, ferner auf Bakterien und andere Mikroorganismen.

10.1 Meningeosis carcinomatosa oder leucaemica

Beide Krankheiten setzen schleichend ein. Viele Patienten klagen über schweren Kopfschmerz, der auf die konventionellen Analgetika nicht reagiert. Nackensteifigkeit ist dabei aber nur gering ausgeprägt oder fehlt. Die Hirnnervenlähmungen betreffen vor allem die 3 Augenbewegungsnerven sowie Trigeminus und Facialis. Sie sind gewöhnlich nicht symmetrisch. Die caudalen Hirnnerven sind häufiger bei metastatischem Befall der Schädelbasis befallen. Manchmal ist der Primärtumor nicht bekannt. Die Diagnose steht und fällt dann mit der Liquoruntersuchung. Typische Befunde sind: leichte bis mäßige Pleozytose von atypischen oder Tumorzellen, eine ungewöhnliche Eiweißvermehrung und eine Verminderung der Glukose mit entsprechendem Anstieg des Laktat. Fast gleichartige Protein-, Glukose- und Laktatbefunde werden bei der Sarkoidose und der tuberkulösen Meningitis gefunden. Der Nachweis von Tumorzellen gelingt oft erst bei wiederholter Untersuchung. Kopfschmerzen und der hohe Eiweißgehalt des Liquors geben die wichtigsten diagnostischen Hinweise. Oft bleibt die Differentialdiagnose zur tuberkulösen Meningitis offen und wird auch durch Blutbild und andere Laboruntersuchungen nicht zuverlässig genug zu entscheiden sein, um eine intrathekale Behandlung mit Zytostatika einzuleiten.

10.2 Meningitis tuberculosa

Sie setzt ähnlich langsam ein wie die karzinomatöse Meningeose. Kopfschmerzen sind nur mäßig ausgeprägt, oft fehlen sie. Dasselbe gilt für Nackensteifigkeit. Die Patienten wirken gewöhnlich allgemein krank. Oft haben sie eine subfebrile Temperaturerhöhung. Die Röntgenaufnahmen des Thorax können normal sein. Im Liquor läßt sich manchmal Mykobacterium tuberculosis nachweisen. Häufiger aber muß man das Ergebnis des Tierversuches abwarten. Deshalb soll man die tuberkulostatische Therapie nicht aufschieben, bis diese mikrobiologischen Befunde vorliegen, sondern soll sie beginnen, sobald ein begründeter Verdacht vorliegt. Dieser stützt sich auf den Liquorbefund mit lymphocytärer Pleocytose um 50 Zellen/ml, Eiweißerhöhung auf das drei- bis vierfache des Normalen, Reduktion des Zuckers auf 20% des gleichzeitig bestimmten Blutzuckers oder weniger und Anstieg von Laktat.

10.3 Sarkoidose

Die Diagnose der Sarkoidose ist sehr schwierig. Das klinische Bild ist dem der tuberkulösen Meningitis sehr ähnlich, wie auch die Liquorbefunde. Ein wichtiger Hinweis ist ein negativer kutaner Tine-Test, der eine verminderte Reaktivität auf Mycobacterium tuberculosis anzeigt. Röntgenuntersuchungen des Thorax, der Hände oder der Füße können die systemische Beteiligung an der Krankheit anzeigen. Wenn man Lymphknotenschwellungen oder eine Verbreiterung des Mediastinums findet, kann die Diagnose histologisch gesichert werden.

Mit der Kernspintomographie unter Kontrastverstärkung durch Gadolinium läßt sich der beet- oder auch knötchenförmige Befall der Meningen nachweisen, auch stellen sich intrazerebrale Granulome dar.

10.4 Syphilitische Krankheiten des Zentralnervensystems

Diese Diagnose sollte immer noch oder auch wieder in Erwägung gezogen werden. Dies gilt besonders dann, wenn der Patient bilaterale Augensymptome hat. Häufig sind die Pupillen ungleich weit. Ein wichtiges Symptom ist das Fehlen der Lichtreaktion der Pupillen. Die Reaktion auf Konvergenz/Nahesehen ist häufig, aber nicht immer, erhalten oder sogar gut ausgeprägt. Die Blutuntersuchungen auf Reaktivität gegenüber Treponemen sind stark positiv, und der Liquor zeigt eine Vermehrung von Lymphozyten und Eiweiß sowie autochthone IgG-Produktion (s. Kapitel 41). Wir sehen Neurolues bei Personen, die außereuropäische Länder bereisen, bei bestimmten Berufsgruppen und bei HIV-Infizierten.

10.5 Lymesche Krankheit

Eine Trias aus bilateraler Fazialisparese, asymmetrischer Polyneuropathie und chronischer Meningitis wird Lymesche Krankheit genannt. Manche Patienten haben zusätzlich eine schmerzhafte Arthritis und Myocarditis. Viele Patienten berichten, daß die neurologischen Symptome sich an eine Hautaffektion anschlossen, die als Erythema chronicum migrans beschrieben wird. Dieses Erythem nimmt seinen Ausgang von dem Teil des Körpers, wo die Patienten von einer Zecke gebissen worden sind. Im Liquor findet man Zellzahl und Protein erhöht.

Es ist kürzlich nachgewiesen worden, daß die Krankheit durch ein von Zecken übertragenes Treponema aus der Klasse der Borrelien übertragen wird. Die Infektion kann durch spezifische IgG- und IgM-Antikörper im Serum und Liquor identifiziert werden. Es gibt auch einen Immunfluoreszenstest. Die Infektion reagiert günstig auf Cephalosporine.

10.6 Hirnstammenzephalitis (Bickerstaff-Enzephalitis)

Diese Form der Enzephalitis setzt gewöhnlich mit verminderter Vigilanz ein. Bald stellt sich eine bilaterale Lähmung von Hirnnerven ein, und zwar in absteigendem Verlauf. Gewöhnlich kommt es zu einer Lähmung der Nerven Okulomotorius, Abduzens, Trochlearis, Trigeminus, Fazialis, Akzessorius und Hypoglossus. Zusätzlich treten Hirnstammsymptome auf, wie Blickparese, Ataxie und pathologische Reflexe. Die Krankheitssymptome entwickeln sich sehr rasch und dramatisch. Die Patienten werden somnolent. Dennoch kommt es selten, wenn überhaupt, zu zentralen Atemstörungen, und die Prognose ist gut, sofern keine pulmonalen oder thromboembolischen Komplikationen auftreten. Die Liquorbefunde sind denen bei Guillain-Barré-Syndrom oder Miller-Fisher-Syndrom ähnlich, zu welchen Krankheiten auch Übergänge bestehen.

10.7 Guillain-Barré-Syndrom

Das Guillain-Barré-Syndrom muß hier nur kurz erwähnt werden. Wenn eine Hirnnervenbeteiligung eintritt, kommt es zur einseitigen, häufiger doppelseitigen Lähmung des N. facialis. Auch die Nerven Trigeminus, Akzessorius und Hypoglossus können betroffen sein, gewöhnlich nach, selten vor der Entwicklung einer schlaffen Para- oder Tetraparese mit Erlöschen der Eigenreflexe und Verlangsamung der Nervenleitgeschwindigkeit (s. auch Kapitel 40). Die beiden letztgenannten Symptome können sich auch mit Verzögerung entwickeln. Im Liquor findet man bei typischen Fällen eine normale Zellzahl und Erhöhung des Eiweißes. Gewöhnlich ist die Diagnose bereits gestellt, wenn die Hirnnervenlähmungen einsetzen. Nur in sehr seltenen Fällen nimmt die Krankheit einen absteigenden Verlauf mit Beginn an den Hirnnerven. In diesen Fällen ist wiederholte Messung der Nervenleitgeschwindigkeit eine große diagnostische Hilfe, weil die Krankheit in erster Linie die Markscheiden ergreift, deren Intaktheit Voraussetzung für eine normal rasche Erregungsleitung in den peripheren Nerven ist.

10.8 Miller-Fisher-Syndrom

Das Miller-Fisher-Syndrom wird als eine Variante des Guillain-Barré-Syndroms aufgefaßt, es hat jedenfalls sehr enge Beziehung dazu. Dennoch ist der Krankheitsverlauf unterschiedlich. Die Patienten bekommen eine Ophthalmoplegia externa, die in manchen Fällen komplett wird. Die Gliedbewegungen werden ataktisch, die Eigenreflexe erlöschen. Die schlaffen Lähmungen der Gliedmaßen sind gewöhnlich nicht sehr stark ausgeprägt. In manchen Fällen sieht man aber ein volles Guillain-Barré-Syndrom mit Tetraplegie und Atemlähmung sowie autonomen Störungen (s. Kapitel 40) mit einer Ophthalmoplegia externa kombiniert. Die Beachtung der vorwiegend motorischen Polyneuropathie schützt vor der Verwechslung mit einer akuten Hirnstammenzephalitis. Diese kommt beispielsweise im Jugendalter als eine besonders dramatisch verlaufende und prognostisch sehr ungünstige Verlaufsform der multiplen Sklerose vor. Autochthone IgG-Produktion im Liquor kann in beiden Fällen vorliegen. Die Differentialdiagnose ist sehr wichtig, weil man die foudroyant verlaufende MS heute 5 Tage lang mit sehr hohen Dosen (500–1000 mg) von Glukokortikoiden i.v. unter gleichzeitiger Gabe von Antazida behandelt (sog. Pulstherapie).

10.9 Wernicke-Enzephalopathie

Im Gegensatz zu den bisher erörterten Krankheitszuständen ist bei der Wernicke-Enzephalopathie die autonome und die somatische Innervation der Augen betroffen. Die Patienten bekommen beim Vollbild der Krankheit akut eine Mydriasis mit eingeschränkter Lichtreaktion und verschiedene Kombinationen okulomotorischer Störungen von der inkompletten Okulomotoriuslähmung mit Doppeltsehen bis zur horizontalen oder vertikalen Blickparese. Sie haben eine zerebellare Ataxie. Die Reaktivität kann vermindert sein (s. auch Kapitel 6 und 25). Da die meisten Fälle von Wernicke-Enzephalopathie auf chronischem Alkoholabusus und Mangel an Vitamin B_1 beruhen, haben die Patienten auch Symptome einer alkoholbedingten, elektrophysiologisch axonalen Polyneuropathie. Selten tritt die Wernicke-Enzephalopathie bei Patienten auf, die auf der Intensivstation hochkalorisch parenteral ernährt werden und nicht genügend Vitamin B_1 zugeführt bekommen. Es gibt auch abortive Fälle mit komplexer Okulomotorikstörung ohne Pupillenstörungen, auch lediglich Augenmuskellähmungen mit Doppeltsehen. Die Symptomatik tritt akut auf, obwohl die alkoholbedingte intestinale Ernährungsstörung chronisch besteht.

Die Unterscheidung vom Miller-Fisher-Syndrom, die für die Behandlung natürlich sehr wichtig ist, wird nach folgenden Kriterien getroffen: Eine Beteiligung der autonomen Fasern des N. oculomotorius spricht für die Wernicke-Enzephalopathie. Die alkoholbedingte Polyneuropathie betrifft vor allem die Axone und führt also frühzeitig zu Denervierungspotentialen in den Muskeln, während die Nervenleitgeschwindigkeit normal oder nur geringfügig reduziert ist. Beim Miller-Fisher-Syndrom, wie beim Guillain-Barré-Syndrom ist die Nervenleitgeschwindigkeit frühzeitig vermindert, während grobe Zeichen der axonalen Beteiligung fehlen.

Beim Diabetes ist die Okulomotoriuslähmung einseitig und tritt unter Schläfenkopfschmerz auf. Die begleitende Polyneuropathie ist elektrophysiologisch meist vom Markscheidentyp (d. h. die Nervenleitgeschwindigkeit ist verzögert).

11 Bilateraler Steppergang

Im Gegensatz zur einseitigen Fußheberschwäche, die eine zentrale oder periphere Ursache haben kann, zeigt ein bilateraler Steppergang immer eine Krankheit der peripheren Nerven oder der Fußhebermuskeln an. Bei der zentralen, meist durch Krankheiten des Rückenmarks bedingten, Paraparese sind beide Beine durch den erhöhten Extensorentonus gewissermaßen zu lang. Die Patienten können keinen Steppergang mit „Schlappfuß" und kompensatorisch bei jedem Schritt stärker angehobenem Knie mehr leisten. Statt dessen führen sie eine doppelseitige Zirkumduktion mit gestreckten Beinen aus. Die Entwicklung kann so chronisch sein, daß der Patient sich an die Gangstörung gewöhnt und sie nicht mehr als krankhaftes Zeichen registriert. In akuten Fällen erkennt er die Notfallsituation.

11.1 Chronische Entwicklung

11.1.1 Polyneuropathie. Chronische Entwicklung eines Steppergangs sieht man bei Polyneuropathien, besonders metabolischer Ursache. An erster Stelle ist der Diabetes zu nennen. Auch toxische Einwirkungen, einschließlich Alkoholabusus, kommen in Frage. Die Diagnose wird ausführlich im Kapitel 40 über symmetrische Arreflexie erörtert.

11.1.2 Neurale Muskelatrophie. Dasselbe trifft für die zweite wichtige Krankheit zu, die hier erwogen werden muß. Die neurale Muskelatrophie oder Charcot-Marie-Tooth-Krankheit wird heute als hereditäre motorisch-sensorische Neuropathie (HMSN Typ I) bezeichnet. Auch diese Diagnose ist im Kapitel 40 erörtert.

11.1.3 Myotonische Dystrophie. Ganz besonders langsam ist die Entwicklung des Steppergangs bei einer degenerativen Muskelkrankheit, die zuerst von Curschmann and Steinert beschrieben wurde und die als myotonische Dystrophie bezeichnet wird. Der Name sagt aus, daß die Krankheit zwei Komponenten hat, eine dystrophische und eine myotonische. Das Syndrom ist sehr charakteristisch. Die Patienten haben einen doppelseitigen Steppergang, den man schon durch Zuhören diagnostizieren kann, ohne den Patienten auch nur zu sehen. Die doppelseitige Fußheberschwäche ist besonders hinderlich beim Versuch, sich rasch umzudrehen. Die Patienten können dabei nicht den Körper auf einer Ferse herumdrehen, weil dazu das Anheben des Vorfußes notwendig ist. Sie drehen sich deshalb mit langsamen, kleinen Schritten um, bei welchen sie die Knie übermäßig anheben. Diese Anhebung des Oberschenkels, welche die Fußheberparese ausgleichen soll, hat der Gangstörung den Namen gegeben, weil sie an das Gehen bestimmter Rennpferde (Stepper) erinnert.

Bei der Inspektion des Patienten fällt die schlaffe Haltung und geringe Ausprägung der Muskulatur auf. Die Männer sind gewöhnlich kahl, Frauen haben sehr dünnes Haar. Die Gesichtszüge sind hängend und ausdrucksarm (Facies myopathica). Beim Augenspiegeln kann man häufig den Fundus nicht erkennen, weil eine Katarakt vorliegt. Der dystrophische Prozeß erfaßt vor allem die folgenden Muskeln: Sternocleidomastoideus, Brachioradialis sowie Extensoren und Pronatoren des Fußes. Sie sind in fortgeschrittenen Fällen nicht mehr tastbar. Darüber hinaus ergreift der dystrophische Prozeß aber praktisch alle Muskeln des Gesichtes, des Rumpfes und der Gliedmaßen. Die Reflexe sind vermindert oder fehlen, weil die Muskeln nicht mehr auf den afferenten Stimulus im Reflexbogen antworten können. Das EMG zeigt ein myopathisches Muster.

Die myotone Komponente wird manchmal von den Patienten beklagt. Sie berichten, daß sie einen kraftvollen Faustschluß bei Bedarf nicht sofort lockern können. Dies läßt sich in der Untersuchung auch verifizieren. Die sogenannte Perkussionsmyotonie wird durch einen kurzen, kräftigen Schlag mit der schmalen Seite des Reflexhammers auf den Thenar des Patienten oder auf die Zunge ausgelöst, die man über einen Spatel gelegt hat. Die Reaktion besteht in einer verlängerten Kontraktion, die sich erst über 2 bis 3 Sekunden wieder lockert. Die Perkussionsmyotonie am Daumen, die als Delle erkennbar ist, darf nicht mit dem idiomuskulären Wulst verwechselt werden, der nur geringe pathologische Bedeutung hat. Die myotonische Reaktion ist sehr deutlich im EMG zu erkennen, wenn der Einstich oder irgendeine Bewegung der EMG-Nadel einen Schauer von Aktionspotentialen auslöst.

11.2 Akute Entwicklung

11.2.1 Medialer Bandscheibenvorfall. Beim akuten doppelseitigen Steppergang muß die ätiologische Diagnose sehr schnell gestellt werden, weil hier ein neurochirurgischer Notfall vorliegen kann. Akute Fußheberschwäche kann durch einen medialen Bandscheibenvorfall verursacht sein.

Die Patienten klagen über Rückenschmerzen mit Ausstrahlung in die Beugeseite beider Beine. Der Rücken wird durch reflektorische Kontraktion der Extensor-trunci-Muskeln steif gehalten. Die Achillessehnenreflexe sind vermindert oder fehlen. Das Dehnungszeichen nach Lasègue ist beidseitig positiv. Es besteht immer eine Blasenstörung. Rasch entwickelt sich eine Gefühlsstörung in Form eines spontanen Taubheitsgefühls und einer verminderten Empfindung für Berührungs- und Schmerzreize, die in den Füßen beginnt und das ganze Gebiet der sogenannten Reithose einnehmen kann. Elektrophysiologische Untersuchungen vergeuden kostbare Zeit und sind bei akuter peripherer Nervenläsion unergiebig. CT-Myelographie (s. Kapitel 12) muß sofort ausgeführt werden, weil es keine therapeutische Alternative zum neurochirurgischen Eingreifen gibt und das Niveau des Bandscheibenvorfalls rasch festgelegt werden muß.

11.2.2 Polyneuropathie. Nur sehr selten führt eine Polyneuropathie zur akuten Paraparese mit Blasenstörungen. Es gibt eine

Polyneuropathie der Cauda equina, bei der eine Blasenlähmung besteht (Elsberg-Syndrom). Sie tritt aber nicht akut auf und führt nicht zu schweren Rückenschmerzen und Versteifung des Rükkens. In Zweifelsfällen sollte man sich klar sein, welches der geringere Fehler ist. Für mich ist es weniger riskant, bei einem Patienten mit Polyneuropathie eine Myelographie auszuführen als die Diagnose eines medialen Bandscheibenvorfalls zu verfehlen. Der Druck des Bandscheibengewebes auf die Fasern der Cauda equina führt rasch zu einer Wallerschen Degeneration, so daß eine verspätete Operation von einer langwierigen und meist auch unvollständigen Rückbildung der neurologischen Ausfälle gefolgt ist.

12 Brown-Séquard-Syndrom (Lokalisation meist zervikal)

12.1 Multiple Sklerose
12.2 Syndrom der A. spinalis anterior (primäre Gefäßläsion oder sekundär bei Spinaltumoren)
12.3 Lateraler Bandscheibenvorfall

Das Brown-Séquard-Syndrom ist einer der Klassiker der Neurologie. Es wird in Lehrbüchern sehr detailliert beschrieben, kommt jedoch in reiner Form in der Praxis verhältnismäßig selten vor. Es zeigt eine umschriebene Schädigung einer Hälfte des Rükkenmarks an und ist hauptsächlich auf der Höhe der unteren zervikalen oder der mittleren thorakalen Segmente lokalisiert. Auf der Seite der Läsion findet man eine zentrale Parese der gleichseitigen Gliedmaßen (entsprechend der Höhe der Schädigung) und eine Beeinträchtigung der Berührungswahrnehmung sowie der sogenannten Tiefensensibilität, d. h. der Fähigkeit, sukzessive Stimuli zeitlich zu diskriminieren oder Positionsänderungen in den Gelenken zu erkennen. Auf der Gegenseite besteht eine Gefühlsstörung für Schmerz und Temperatur.

12.1 Multiple Sklerose

Die häufigste Ursache ist multiple Sklerose, jedenfalls dann, wenn der Patient jünger als 50 Jahre alt ist. Das Syndrom tritt in diesen Fällen akut auf. Selten wird die spinale Manifestation das erste Ereignis im Verlauf der Krankheit sein. Die Vorgeschichte kann anzeigen, daß der Patient schon einmal Taubheit oder Ameisenlaufen in den distalen Gliedabschnitten hatte, vielleicht auch Blasenstörungen, Gangstörungen oder Doppelbilder oder vorübergehendes Trübesehen, um nur einige charakteristische Beschwerden und Symptome der multiplen Sklerose zu nennen. Multiple Sklerose ist eine der Diagnosen, die man oft allein aufgrund der Anamnese mit großer Sicherheit festlegen kann. Viele

Patienten vermuten, daß sie diese Krankheit haben und werden früher oder später den Arzt danach fragen. Man soll dann nicht ausweichen, sondern den Patienten lieber über die gesicherte Erfahrung aufklären, daß die Prognose der MS weit besser ist als die meisten Laien annehmen.

Bei der neurologischen Untersuchung kann man Restsymptome früherer Schübe finden, z. B. fehlende Bauchhautreflexe oder Abblassung, besonders temporale Abblassung der Sehnervenpapillen. Heute ist die zuverlässigste diagnostische Methode die elektrophysiologische Untersuchung. Veränderungen in Amplitude, Form und Latenz der visuellen Reaktionspotentiale (VEP) tragen bis zu 90% zur Diagnose bei, gefolgt von den somato-sensorischen Reaktionspotentialen (SSPE). Dies erklärt sich leicht aus der Länge der Bahnen, welche die visuellen und somato-sensorischen Signale durch das Gehirn und Rückenmark leiten. Entschließt man sich, den Liquor zu untersuchen, so ist der entscheidende Befund der Nachweis einer autochthonen IgG-Produktion im Zentralnervensystem. Wenn der Patient die Lumbalpunktion ablehnt, soll man nicht darauf bestehen, weil der diagnostische Gewinn nach Ausschöpfung aller anderen Möglichkeiten nur gering ist und die Diagnose nur selten therapeutische Konsequenzen hat. Bei den bildgebenden Verfahren findet man eine allgemeine Hirnvolumenminderung sowie Entmarkungsherde, die nicht umschriebenen Gefäßterritorien entsprechen. MRT-Befunde werden häufig fehlinterpretiert. Multiple, verstärkt Signal gebende Herde in den Großhirnhemisphären können auch eine cerebrale Mikroangiopathie anzeigen oder physiologischen Virchow-Robinschen Räumen entsprechen.

12.2 Syndrom der A. spinalis anterior (primäre Gefäßläsion oder sekundär bei Spinaltumoren)

Bei älteren Personen führt eine Läsion der Arterien, die das Rükkenmark versorgen, gelegentlich zum Brown-Séquard-Syndrom statt zum voll ausgeprägten Syndrom der vorderen Spinalarterie. Bei diesen Fällen betrifft die Ischämie nur das Versorgungsgebiet einer der kleinen penetrierenden Sulkokommissuralarterien, die von der A. spinalis anterior aus rechtwinklig alternierend die linke oder rechte Hälfte eines Segmentes versorgen. Der Ort der Schädigung ist häufig in mittleren thorakalen Segmenten. Die Funktionsstörung setzt akut ein. Das Syndrom kann so gering ausgeprägt sein, daß der Patient den Arzt noch zu Fuß aufsuchen kann. Eine rein vaskuläre Ursache (autochthone Thrombose oder Embolie) der spinalen Durchblutungsstörung ist anzunehmen, wenn man einen typischen „vaskulären" Patienten vor sich hat, mit einer Anamnese von koronarer Herzkrankheit, arterieller Hypertonie und Diabetes, mit auskultierbaren Gefäßgeräuschen und schwachen oder fehlenden Fußpulsen.

Selbst in diesen scheinbar eindeutigen Fällen ist es aber wichtig zu überprüfen, ob nicht doch eine sekundäre Durchblutungsstörung in der vorderen Spinalarterie vorliegt, die durch eine raumfordernde Läsion im Spinalkanal verursacht ist. In solchen Fällen könnte der Patient beispielsweise schon länger über Gürtelschmerz geklagt haben, der beim Husten zunahm. Mit bedauerlicher Häufigkeit werden solche Gürtelschmerzen auf degenerative Veränderungen der Wirbelsäule zurückgeführt. Diese sind aber aus biomechanischen Gründen an der Brustwirbelsäule selten und rufen gewöhnlich keine Symptome hervor. Der Patient kann eine Paraspastik entwickelt haben, die irrtümlich als Parkinson-Syndrom behandelt wurde. Blasenstörungen werden bei Männern in höherem Alter leicht auf eine Prostatavergrößerung zurückgeführt. Länger bestehender umschriebener Rückenschmerz ist kein Symptom einer spinalen Durchblutungsstörung.

Wir führen in diesen Fällen folgende Untersuchungsschritte aus: Nach der Anamnese und der neurologischen Untersuchung, die bereits wichtige Hinweise geben können, wird elektrophysiologisch die Leitung in den aufsteigenden Hinterstrangbahnen durch Vergleich der somatosensibel evozierten Reaktionspotentiale nach Simulation am N. tibialis und medianus untersucht. Erhaltene Medianus SEP bei verzögerten Tibialis SEP zeigen eine Funktionsstörung im Brustmark an. Die absteigenden motorischen Bahnen werden ähnlich mit der transcraniellen Magnetstimulation untersucht. Dann werden Übersichtsaufnahmen der entsprechenden Wirbelsäulenabschnitte angefertigt, gleichzeitig

Blutuntersuchungen auf der Suche nach entzündlichen oder neoplastischen Prozessen. Wenn ein Wirbel destruiert ist und der Patient noch keine vollständige Querschnittslähmung hat, ist eine Myelographie angezeigt. Diese ist auch notwendig, wenn die Übersichtsaufnahme normal ist, aber Beschwerden und Symptome den Verdacht auf eine raumfordernde spinale Läsion erwecken. Spinales CT und Myelographie sind keine Alternativen, sondern ergänzen sich in der CT-Myelographie sehr günstig. Die spinale CT-Untersuchung nach intrathekaler Injektion von Kontrastlösung erlaubt nicht nur die präzise Lokalisation der raumfordernden Läsion. Sie stellt auch die Regionen in unmittelbarer Nachbarschaft der Wirbelsäule dar, was für die Diagnose entscheidend sein kann. Schließlich gewinnt man bei dieser Gelegenheit Liquor.

Wenn eine chirurgische Intervention notwendig sein sollte, muß diese ohne Verzug erfolgen, bevor eine vollständige Querschnittslähmung eingetreten ist.

12.3 Lateraler Bandscheibenvorfall

Ich habe mehrere Fälle von zervikalem Brown-Séquard-Syndrom durch lateralen Bandscheibenvorfall gesehen. Der Anlaß kann ganz trivial sein. In einem Falle trat das Syndrom auf, als sich der Patient morgens im Bett reckte, während er im Krankenhaus auf die Myelographie wartete. Schulter-Arm-Schmerzen, deren diagnostische Bedeutung gewöhnlich unterschätzt wird, sind in Kapitel 37 behandelt. Bei einem akuten Brown-Séquard-Syndrom muß unverzüglich eine Röntgenaufnahme der Halswirbelsäule und eine zervikale Myelographie erfolgen. So läßt sich die Diagnose in weniger als einer Stunde stellen. Man soll bedenken, daß nicht jeder Bandscheibenvorfall nach einer länger dauernden Vorgeschichte von typischen Beschwerden auftritt.

Wirbeltumoren, extradurale Lymphome oder ähnliche Prozesse werden hier nicht im einzelnen behandelt.

13 Burning Feet und Restless Legs

Die zwei Beschwerdezustände, die hier unter einer Überschrift abgehandelt werden, zeigen in den meisten Fällen eine Polyneuropathie an. Der Terminus burning feet erklärt sich selbst. Der brennende Schmerz wird dauernd empfunden. Er nimmt in der Nacht zu, wahrscheinlich weil dann äußere Stimuli den Patienten weniger ablenken. Einige Patienten beschreiben, daß der brennende Schmerz besonders auf der Fußsohle lokalisiert ist, bei anderen ist der ganze Fuß ergriffen. „Restless legs“ wurde von dem schwedischen Autor Ekbom durch das lateinische „anxietas tibiarum“ erläutert. Tagsüber fühlen sich die Patienten verhältnismäßig wohl. Sobald sie im Bett liegen, und in zunehmender Intensität im Verlaufe der Nacht, verspüren sie ein unwiderstehliches Bedürfnis, die Beine zu bewegen. Manchmal können sie sich nicht anders helfen als durch Aufstehen und Herumgehen.

Motorische Symptome findet man selten oder gar nicht. Gewöhnlich liegen keine Paresen oder Atrophien vor, und auch die Reflexe können normal sein. Man findet manchmal sogar noch nicht einmal eine Sensibilitätsstörung bei der neurologischen Untersuchung.

13.1 Das Burning-feet-Syndrom

Es tritt bei Polyneuropathie infolge von toxischer Schädigung, Mangelernährung oder Stoffwechselstörung auf.

13.1.1 Toxische Polyneuropathie. Die häufigsten toxischen Polyneuropathien beruhen auf der oralen Zufuhr oder der Einatmung von Schwermetallverbindungen. Dies kommt entweder bei bestimmten beruflichen Tätigkeiten (Berufskrankheiten) oder in suizidaler Absicht zustande. Mordversuche mit Schwermetallen sind sehr selten. Die wichtigsten Agentien sind Blei, Thallium (Insektizide), Arsen und Quecksilber. Es gibt auch Medikamente, die eine Polyneuropathie mit dem burning-feet-Syndrom hervorrufen können.

Die wichtigste diagnostische Maßnahme ist, daß man die Beschwerden des Patienten nicht als psychogen ansieht, sondern sie als Zeichen einer organischen Funktionsstörung des peripheren Nervensystems erkennt. In diesen Fällen ist eine sehr sorgfältige persönliche soziale Anamnese notwendig, die auch die berufliche Tätigkeit des Betroffenen einschließt. Weil die neurologischen Befunde gewöhnlich normal sind, steht und fällt die Diagnose mit sehr eingehenden elektrophysiologischen Untersuchungen. Im typischen Falle findet man die Zeichen der axonalen Nervenschädigung, d. h. Denervierung in verschiedenen Muskeln bei verhältnismäßig oder vollständig normaler Nervenleitung.

13.1.2 Polyneuropathie bei Ernährungsstörungen. Eine seltenere Ursache der burning feet sind Ernährungsstörungen. Das Syndrom ist bei Mangel an Vitamin B_1, B_2, B_6 und B_{12} beschrieben worden, genereller beim Malabsorptionssyndrom und beim Alkoholmißbrauch, der über Schleimhautveränderungen im Gastrointestinaltrakt nicht selten zur Malabsorption führt. Es ist noch unentschieden, ob die Schädigung der peripheren Nerven bei alkoholkranken Patienten nur auf eine Mangelernährung oder auch auf die toxische Wirkung des Alkohols zurückzuführen ist.

13.1.3 Polyneuropathie bei Stoffwechselstörungen. Unter den metabolischen Polyneuropathien spielt Diabetes die größte Rolle. Amyloidose und Makroglobulinämien sind seltenere Krankheiten, die man in Betracht ziehen muß.

13.2 Das Restless-legs-Syndrom

In vielen Fällen zeigt auch dieses Syndrom eine Polyneuropathie an. Etwa die Hälfte der Fälle bleiben aber unerklärt und müssen als psychogen angesehen werden, wobei sorgfältige und auch wiederholte neurologische Untersuchungen ratsam sind.

13.2.1 Chronische Anämie. Dies ist eine wichtige Ursache der restless legs, und in diesen Fällen können die Zeichen der Polyneuropathie bei der neurologischen und elektrophysiologischen Untersuchung sehr gering ausgeprägt sein oder fehlen.

13.2.2 Chronische Niereninsuffizienz. Das restless-legs-Syndrom kann das erste Zeichen eines chronischen Nierenversagens sein. Veränderungen der Nervenleitung werden lange vor dem Auftreten von Paresen, Reflexabschwächung oder „objektiven" Sensibilitätsstörungen gefunden.

13.2.3 Diabetische Polyneuropathie und andere Stoffwechselstörungen peripherer Nerven. Die genannten Krankheitszustände können das Syndrom ebenfalls hervorrufen. In den meisten Fällen ist die Nervenleitgeschwindigkeit verändert, und dies wiederum lange bevor die neurologische Untersuchung Zeichen der Polyneuropathie erkennen läßt.

13.2.4 Alkoholbedingte Neuropathie. Bei dieser Krankheit, die zur axonalen Nervenschädigung führt (Denervierung bei – fast – normaler Nervenleitgeschwindigkeit) ist das Syndrom der restless legs beschrieben worden, aber sein Auftreten ist sicher selten.

13.2.5 Paraneoplastische Polyneuropathie. Häufiger ist das Syndrom bei paraneoplastischen Polyneuropathien. Für alle paraneoplastischen Funktionsstörungen des Nervensystems gilt, daß der zugrundeliegende maligne Prozeß oft noch unerkannt und selbst bei Anwendung der modernsten technischen Methoden noch unerkennbar ist. Die Nervenleitgeschwindigkeit ist gewöhnlich normal, aber man findet eine leichte Denervierung in peripheren Bein- und Armmuskeln, welche eine „dying back"-Neuropathie anzeigen.

13.2.6 Avitaminose. Dieselben Überlegungen, die beim Burning-feet-Syndrom angestellt wurden, treffen auf die Avitaminose als Ursache der restless legs zu. Der Vitaminmangel ist leider oft schwer nachzuweisen. Manchmal kann die Diagnose nur ex juvantibus gestellt werden.

13.2.7 Psychogene Ätiologie. Viele Fälle von restless-legs-Syndrom bleiben unerklärt. Man muß in diesen Fällen eine psychogene Verursachung annehmen. In solchen Fällen, in denen sich eine seelische Störung durch körperliche Beschwerden äußert, ist Psychotherapie wenig erfolgversprechend, weil die Patienten ihre Notwendigkeit nicht akzeptieren. Man muß deshalb Elektrotherapie, transkutane Nervenstimulation, Atembiofeedback, Zweizellenbäder oder andere psychologisch eindrucksvolle Arten der Behandlung anwenden.

14 Choreatisches Syndrom

14.1 Chorea minor
14.2 Schwangerschaftschorea
14.3 Chorea Huntington
14.4 Überempfindlichkeit auf dopaminerge Substanzen
14.5 Akute Überempfindlichkeit auf Neuroleptika und Antivertiginosa
14.6 Spätdyskinesie nach neuroleptischer Behandlung
14.7 Sogenannte arteriosklerotische Chorea
14.8 Innere Krankheiten (Polyzythämie, Paraproteinämie, zerebrale Vaskulitis)
14.9 Hepatolentikuläre Degeneration (M. Wilson)
14.10 Perinatale Hirnschädigung
14.11 Psychogene Chorea

Choreatische Hyperkinesen lassen sich nicht leicht von psychogenen Hyperkinesen unterscheiden, weil die unwillkürlichen Bewegungen koordinierter sind als Tremor oder Myoklonien. Sie beziehen Teile von Muskeln oder aber auch Gruppen von Muskeln ein, und die resultierenden Bewegungen können große Ähnlichkeit mit expressiven Gesten oder mimischen Bewegungen haben. Dies gilt für alle Varianten und jedes Lebensalter.

14.1 Chorea minor

Dies ist eine entzündliche Krankheit der Stammganglien, die im Kindesalter auf rheumatischer Grundlage und oft gemeinsam mit oder nach einer rheumatischen Myokarditis oder Polyarthritis auftritt. Die Chorea minor wird in der Regel in ihrem Anfangsstadium als psychogen verkannt. Die Hyperkinesen werden deshalb in der Schule oder in der Familie als Verhaltensstörungen angesehen („Zappelphilipp“), und die Kinder werden dem Arzt erst recht spät vorgestellt. Die Diagnose ist nicht einfach, zumal eine gewisse emotionale Labilität zur Krankheit gehört. Die charakteristische Hypotonie der Gliedmaßen ist nicht leicht zu erkennen, weil wenige Ärzte Erfahrungen in der Beurteilung des Muskeltonus bei Kindern haben. Nützliche Symptome sind:

- die Chamäleonzunge. Das ist die Unfähigkeit, die Zunge länger als etwa 10 Sekunden herausgestreckt zu lassen. Das Symptom beruht auf einem unwillkürlichen Zurückziehen der Zunge infolge der buccofazialen choreatischen Hyperkinese.
- Das Gordonsche Kniephänomen. Nach Auslösung des Patellarsehnenreflexes an sitzenden Patienten fällt der Unterschenkel nicht in einer phasischen Bewegung wieder zur senkrechten Position zurück, sondern die Kontraktion des M. quadriceps löst sich nur langsam, tonisch.

Bei der Untersuchung ist es sehr nützlich, den Patienten im Liegen, entkleidet und barfuß zu sehen. Man wird dann leichte choreatische Bewegungen der Zehen erkennen, die man bei psychogener Hyperkinese nicht beobachtet, weil sie keine expressive Bedeutung haben. Das EEG ist bei 50–80% der Patienten unspezifisch verändert. Die SEP sind normal. Im EMG kann man abrupte hyperkinetische Aktivität auch in Muskeln nachweisen, die bei der Betrachtung ruhig und entspannt erscheinen. Man kann Störungen der konjugierten Augenbewegungen finden, die die Fixation und das Lesen beeinträchtigen. Die Entzündungsparameter sind meist nur geringfügig verändert, und Rheumafaktoren finden sich in der Regel nicht.

14.2 Schwangerschaftschorea

Ein ganz ähnliches Syndrom kommt selten im mittleren Abschnitt der Schwangerschaft vor. Etwa die Hälfte dieser Patientinnen hatte als Kind Chorea minor durchgemacht. Oft findet man eine rheumatische Herzkrankheit. Die Schwangerschaftschorea ist gewöhnlich gutartig und verlangt keine Schwangerschaftsunterbrechung. Sie setzt nach der Geburt aus. Bei disponierten Frauen kann ein choreatisches Syndrom auch bei Einnahme von Ovulationshemmern auftreten.

14.3 Chorea Huntington

Dies ist eine dominante Erbkrankheit von voller Penetranz. Der Erkrankungsgipfel liegt bei 45 Jahren. Dennoch berichten die Patienten selten, daß auch andere Familienmitglieder betroffen sind. Gewöhnlich beginnen die Hyperkinesen in distalen Muskeln, und auch hier ist die Untersuchung des Patienten im Liegen und ohne Strümpfe sehr aufschlußreich. Erst in einem späteren Stadium werden proximale Muskeln betroffen. Die Bewegungsstörung ist grober und im Ablauf mehr dystonisch als bei Chorea minor. Bei beiden Krankheiten fällt ein Grimassieren der mimischen Muskulatur auf. Die choreatische Hyperkinese nimmt beim Gehen zu, so daß die Patienten bald gestützt werden müssen. Der Muskeltonus wechselt unter dem Einschießen von Bewegungsimpulsen (Poikilotonus oder Spasmus mobilis). Bei 50% der Patienten liegen okulomotorische Störungen vor, beispielsweise vertikale Blickparese nach oben und Ausfall der schnellen, sakkadischen Augenbewegungen. Im zerebralen Computertomogramm findet sich eine Atrophie des Nucleus caudatus und eine Verbreiterung der Rindenfurchen als Zeichen der Hirnatrophie. Regelmäßig entwickeln sich die Symptome der sog. Choreophrenie. Dies ist ein psychopathologisches Syndrom, das sich aus Demenz und Verhaltensstörungen zusammensetzt (s. Kapitel 17.7). Der Muskeltonus wird im Laufe der Krankheit rigide erhöht, und das Zeichen der Chamäleonzunge ist nachweisbar.

Es gibt eine Variante der Chorea Huntington, bei welcher die Hyperkinesen für eine sehr lange Zeit auf die orofaziale Muskulatur begrenzt beiben. Diese Patienten bekommen eine extrapyramidale Dysarthrie mit verwaschener, monotoner Sprache. Sie grimassieren. Häufig erschweren die unwillkürlichen Bewegungen der Zunge und die fehlende Koordination der oralen, pharyngealen und laryngealen Muskeln das Kauen und Schlucken. Dieses Symptom sollte vor der Fehldiagnose einer psychogenen Hyperkinese bewahren. Man beobachtet Grimassieren, Vorstülpen des Mundes, rollende Zungenbewegungen, ruckartige Vorwärtsbewegungen des Kopfes und dystone, asymmetrische Schulterbewegungen. Der genetische Locus der Chorea Huntington ist noch nicht genau bekannt, aber das Gen ist auf dem kurzen Arm von Chromosom 4 lokalisiert worden. Es gibt eine Möglichkeit der genetischen Beratung, sofern Material von einem erkrankten Familienmitglied zur Verfügung steht. Die Anwendung dieser Beratung wirft aber große ethische Probleme auf und soll nicht ohne gleichzeitige psychotherapeutische Betreuung erfolgen. In Spezialkliniken steht ein elektrophysiologisches Untersuchungsverfahren zur Verfügung, das es gestattet, die Chorea Huntington von der durch Medikamente induzierten Chorea zu unterscheiden: nur bei der Huntingtonschen Chorea sind sensomotorische Reflexe, die über supraspinale Abschnitte des ZNS geleitet werden (sog. long-loop-Reflexe), ausgefallen.

14.4 Überempfindlichkeit auf dopaminerge Substanzen

Nach einer lange dauernden Laevodopa-Therapie oder einer Behandlung mit Dopaminagonisten bei Patienten mit Parkinsonscher Krankheit kann neben dem erwünschten „kinetischen" Effekt eine choreatische Hyperkinese auftreten. Die Bewegungen betreffen vor allem die Muskeln des Gesichts und des Schultergürtels und die Muskeln, die den Kopf bewegen und erst später und sehr viel geringer distale Hand- und Fußmuskeln. Nicht wenige Patienten mit Parkinsonscher Krankheit sind bereit, diese Hyperkinesen zu ertragen, obwohl sie eine große soziale Behinderung sind, weil sie mit dem kinetischen Effekt der Laevodopa-Therapie zufrieden sind. Man sollte die Patienten aber doch nicht auf derselben Dosis lassen, sondern eine Kombinationstherapie mit geringeren Einzeldosen verschiedener Medikamente anstreben. Die Hyperkinesen sind nicht immer rückbildungsfähig.

14.5 Akute Überempfindlichkeit auf Neuroleptika und Antivertiginosa

Beim Erwachsenen ist die häufigste Ursache akuter choreatischer Hyperkinesen die Einnahme von Substanzen, die auf die Stammganglien wirken. Das Spektrum reicht von oralen Hyperkinesen bis zu Wälzbewegungen des ganzen Körpers. In diese Gruppe gehören Antivertiginosa und verschiedene Neuroleptika, die mit einer bedauerlichen Freizügigkeit als „minor tranquilizers" verschrieben werden. Die Patienten berichten meist nicht spontan von der Einnahme der Medikamente, sondern man muß gezielt danach fragen. Die akute, medikamenteninduzierte Chorea bessert sich nahezu schlagartig nach intravenös gegebenen anticholinergischen Substanzen, so daß dieser Effekt die Diagnose sichert.

14.6 Spätdyskinesie nach neuroleptischer Behandlung

Viel schwieriger zu behandeln sind die Spätdyskinesien nach jahrelanger neuroleptischer Behandlung. Diese Langzeitbehandlung verändert die Charakteristika der Rezeptoren im motorischen System in einem solchen Maß, daß eine medikamentöse Besserung schwer bis unmöglich ist. Auch diese Hyperkinesen betreffen besonders die Gesichts- und Schultermuskulatur, was sozial ungünstig ist. Bei chronischer choreatischer Bewegungsstörung im Erwachsenenalter sollte die Anamnese also immer auch Fragen nach chronischer Einnahme von neuroleptischen Substanzen und/oder vorangegangene Episoden psychiatrischer Krankheiten einschließen. „Technische" Zusatzuntersuchungen bleiben unergiebig.

14.7 Sogenannte arteriosklerotische Chorea

Eine zerebrale Mikroangiopathie führt verhältnismäßig selten zu choreatischen Hyperkinesen, im Gegensatz zu parkinsonähnlichen Symptomen, die man dabei nicht selten sieht (sog. arteriosklerotische Muskelstarre). Die Diagnose stützt sich auf lange bestehende arterielle Hypertonie, die Anamnese von wiederholten „kleinen" Insulten, Demenz und den CCT-Befund von multiplen lakunären Infarkten und fleckförmiger oder ausgedehnter Hypodensität im Marklager. Eine medikamentös induzierte Chorea sollte durch die Anamnese ausgeschlossen (besser: unwahrscheinlich gemacht) werden.

14.8 Innere Krankheiten (Polyzythämie, Paraproteinämie, zerebrale Vaskulitis)

Die genannten drei internistischen Krankheiten sollten ausgeschlossen sein, bevor man bei einem Patienten mittleren oder fortgeschrittenen Lebensalters die Diagnose der Huntingtonschen Chorea stellt. Die Polyzythämie ist häufiger in ihrer symptomatischen Form bei Patienten mit chronischer Lungenstauung und Cor pulmonale. Auch schwere Paraproteinämie kann zu Chorea führen. Die internistischen Symptome müssen nicht sehr aufdringlich sein, man muß danach suchen. Auch zerebrale Vaskulitis der verschiedensten Ätiologie, besonders bei viszeralem Erythematodes kann die Gefäße ergreifen, die das Corpus striatum versorgen und auf diese Weise zu einem choreatischen Syndrom führen.

14.9 Hepatolentikuläre Degeneration (M. Wilson)

Diese seltene Störung des Kupferstoffwechsels führt gewöhnlich zu einem parkinsonähnlichen Syndrom und zu proximal betontem flapping tremor. Manchmal zeigt sich die Krankheit aber auch als choreatisches Syndrom. Die Diagnose liegt dann besonders nahe, wenn ein Patient zwischen dem 14. und 25. Jahr eine choreatische Bewegungsstörung entwickelt. Die Diagnose ist relativ leicht zu stellen und hat therapeutische Konsequenzen. Unter den internistischen Symptomen finden sich Hepatomegalie, ein niedriger Spiegel von Kupfer und Coeruloplasmin. Die Kupferausscheidung im Urin ist stark erhöht, wie auch die Ausscheidung verschiedener Aminosäuren.

Der pathognomonische leicht bräunliche Kayser-Fleischer-Kornealring ist unter der Spaltlampe gut zu erkennen.

Es ist wichtig, auch andere Familienangehörige zu untersuchen.

14.10 Perinatale Hirnschädigung

Chorea infolge perinataler Hirnschädigung ist leicht zu diagnostizieren, weil sie in sehr frühem Kindesalter einsetzt, vor dem Alter, in welchem sich die Chorea minor manifestiert. Die perinatale Hirnschädigung ist gewöhnlich bekannt. In vielen Fällen lag ein Kernikterus bei Rhesusinkompatibilität vor.

14.11 Psychogene Chorea

Diese Bewegungsstörung tritt in jedem Lebensalter auf und wird gewöhnlich per exclusionem diagnostiziert. Einige der diagnostisch wichtigsten Symptome der Chorea fehlen bezeichnenderweise bei der psychogenen choreatischen Hyperkinese: die Patienten haben keine Chamäleonzunge, keine Muskelhypotonie, kein Gordonsches Kniephänomen, auch zeigen die Zehen am Anfang der Bewegungsstörung keine Hyperkinese. Vielmehr betrifft die Bewegungsstörung vor allen Dingen die mimische Muskulatur, die Arme und Hände. Wenn man den entkleideten Patienten beobachtet, bemerkt man, daß nur Muskelgruppen in die Hyperkinese einbezogen sind, während Bewegungen von Teilen von Muskeln oder grobes Fazikulieren, das bei fortgeschrittener Chorea selten fehlt, nicht zu beobachten ist. Die Patienten haben auch keine Choreophrenie. Die Bewegungsstörung besteht erst seit kurzer Zeit.

Das Syndrom kann dadurch etwas verschleiert werden, daß manche psychogene Patienten auch neuroleptische Substanzen nehmen. In diesem Fall wird ein gewisser Rigor der Extremitätenmuskulatur nachweisbar sein. Es lohnt sich oft, eine Testinjektion mit physiologischer Kochsalzlösung auszuführen, wenngleich man die Diagnose nicht von deren positivem Effekt abhängig machen soll.

15 Chronisch-progrediente zentrale Paraparese

Die zentrale Paraparese tritt mit oder ohne sensible Symptome und mit oder ohne Störungen der Blasenentleerung auf. Mögliche sensible Symptome sind Taubheitsgefühl, Kribbelparästhesien oder Schmerzen. Die Sensibilitätsstörungen beginnen gewöhnlich strumpfförmig an den Füßen und steigen langsam auf, bis sie den unteren Teil des Körpers ganz ergriffen haben. Schmerzen haben gewöhnlich eine segmentale Verteilung und zeigen das Niveau der spinalen Läsion an. In diesen Fällen nimmt der Schmerz bei Erhöhung des intraspinalen Druckes durch Husten, Pressen oder Niesen zu. Schließlich gibt es ein seltenes, aber wichtiges Symptom in Form von Parästhesien, die den Rücken hinablaufen oder vom Nacken in beide Arme ausstrahlen und die dann auftreten, wenn der Patient den Kopf nach vorne beugt (Lhermittesches Zeichen). Es zeigt eine entzündliche, neoplastische oder traumatische Läsion auf der Höhe der zervikalen Segmente an. Blasenstörungen treten entweder als Inkontinenz oder Retention auf.

All diese Symptome kann man während der Anamnese erfahren. Beobachtet man den Gang des Patienten, wenn er das Sprechzimmer betritt, kann man häufig schon die Unterscheidung zwischen einer peripheren (bilateraler Steppergang) und einer zentralen Paraparese (verstärkter Extensorentonus mit bilateraler Zirkumduktion) treffen. Man kann so schon vor Beginn der neurologischen Untersuchung eine Hypothese über den Ort der Schädigung entwickeln.

Leider wird bei den meisten Patienten mit zentraler Paraparese die Diagnose degenerativer Veränderungen der Lendenwirbelsäule oder einer lumbalen Bandscheibenprotrusion gestellt. Wir sehen fast nie einen Patienten mit zentraler Paraparese, der nicht ausführliche Röntgenuntersuchungen des lumbalen Abschnitts der Wirbelsäule mitgemacht hat, einschließlich spinaler CT-Untersuchung, obwohl doch aus anatomischen Gründen Läsionen auf diesem Niveau nur zu einer peripheren und nicht zu einer zentralen Lähmung führen können. Das Rückenmark reicht nur bis zum 2. Lendenwirbel, und Läsionen des Conus medullaris (Höhe LWK 1,2) führen zu peripheren Lähmungen.

In der Tabelle findet man 9 Differentialdiagnosen aufgeführt. Daraus soll klar werden, daß hier kein Platz für eine rasche Anhiebsdiagnose ist.

15.1 Spinale Tumoren und spinale Angiome

Obwohl spinale Tumoren selten sind (ihre Häufigkeit ist nur 1/7 der Hirntumoren), ist ihre Diagnose von größter Wichtigkeit, weil die meisten spinalen Tumoren histologisch gutartig und gut operabel sind, wenn sie frühzeitig genug erkannt werden. Sie führen dagegen zu irreversibler Schädigung des Rückenmarks, wenn die Frühdiagnose verfehlt wird. Die führenden Symptome sind: chronisch-fortschreitender Verlauf ohne Schübe und Remissionen, Beteiligung aller Systeme des Rückenmarks – motorisch, sensibel und vegetativ –, Fehlen von Beschwerden und Symptomen oberhalb eines bestimmten spinalen Niveaus und Gürtelschmerz, der besonders dann auftritt, wenn der intraspinale Druck sich erhöht, z. B. beim Husten. Allerdings fehlt der Gürtelschmerz oft.

Die spinalen Angiome machen sich durch fluktuierende Symptome bemerkbar, die den Verdacht auf eine Multiple Sklerose lenken können. Die rein spinale M. S. ist extrem selten. Setzt man elektrophysiologische und bildgebende Verfahren ein, gibt es sie nicht. Blasenstörungen treten in einem sehr frühen Stadium des Krankheitsverlaufs auf. Spinale Durafisteln dagegen, die vor allem auf den thorakalen Niveaus lokalisiert sind, haben einen chronisch-progredienten Verlauf und treten in der Altersgruppe 50 bis 60 Jahre auf.

Bei spinalen Tumoren ergibt der Vergleich der somatosensorischen Reaktionspotentiale nach Stimulation des N. tibialis und des N. medianus eine grobe Lokalisationsmöglichkeit, wenn die Tibialis-SEP in ihrer Laufzeit verzögert, die Medianus-SEP normal sind. Die nächsten diagnostischen Schritte sind: Nativuntersuchung der Wirbelsäule, Kernspintomographie bzw. lumbale Myelographie mit Myelo-CT auf dem Niveau, auf dem man eine Passagebehinderung des Kontrastmittels beobachtet.

Bei spinalen Angiomen und Durafisteln ist die Untersuchung der sensiblen Reaktionspotentiale oft unergiebig. Bei der Nadelmyographie findet man nicht selten Denervierungszeichen in Muskeln der Beine, welche die Diagnose zu Unrecht auf eine Polyneuropathie lenken. Eine große diagnostische Schwierigkeit besteht darin, daß viele Polyneuropathien zunächst an den Beinen beginnen. Auch kann bei einem älteren Menschen eine Polyneurophatie als Nebenkrankheit vorliegen. Zum Nachweis oder Ausschluß einer spinalen Gefäßmißbildung sind Kernspintomographie oder Myelographie notwendig. Ergibt sich der Verdacht auf eine Gefäßmißbildung, ist eine spinale Angiographie angezeigt, die aber spezielle Erfahrung voraussetzt.

Wir bevorzugen die Myelographie, die rasch und sicher ausgeführt wird und in den meisten Fällen eine klare Diagnose gestattet. Man erhält dabei auch Liquorbefunde. Die Myelographie kann mit bildgebenden Verfahren kombiniert werden, die dann auf den Ort der Läsion gezielt werden, so daß man ein mögliches extraspinales Wachstum eines Tumors erkennt (CT-Myelographie).

15.2 Multiple Sklerose

Die Diagnose der spinalen Verlaufsform der multiplen Sklerose ist heute äußerst fragwürdig und kann nur auf die Symptomatik bezogen werden, die der Patient berichtet und die man bei der körperlichen Untersuchung feststellt. Es besteht zwar eine gewisse Beziehung zwischen Erkrankungsalter im höheren Lebensalter und einer Bevorzugung spinaler Lokalisation der Herde. Sorgfältige Erhebung der Anamnese wird aber häufig doch Schübe und Remissionen erkennen lassen. Das Zeichen von Lhermitte (s. Seite 72) ist häufig positiv, aber es ist für multiple Sklerose nicht spezifisch. Sorgfältige Untersuchung der visuellen, somato-sensorischen und akustischen Reaktionspotentiale sowie des Blinkreflexes kann die Diagnose von supraspinalen Läsionen erlauben. Im CT sieht man Areale verminderter Dichte, die nicht dem Versorgungsgebiet von Gefäßen entsprechen. Häufig findet man auch eine globale Verminderung des Hirnvolumens. Die MRI-Untersuchung zeigt ziemlich frühzeitig multiple Entmarkungsherde in den Großhirnhemisphären mit periventrikulärer Lokalisation. Wenn alle diese Zusatzuntersuchungen keine multilokuläre Lokalisation zeigen, wenn die Anamnese keinen schubweisen Verlauf erkennen läßt und der Liquor dennoch Plasmazellen oder autochthone IgG-Produktion im Zentralnervensystem zeigt, muß man die Diagnose M. S. verwerfen und eine Myelitis anderer Ätiologie (virusbedingt? Borreliose?) nachzuweisen suchen.

15.3 Funikuläre Spinalerkrankung

Für eine lange Zeit innerhalb des Krankheitsverlaufes ist die funikuläre Spinalerkrankung durch nebeneinander bestehende zentrale und periphere motorische sowie sensible Symptome ohne Schmerzen charakterisiert. Sensibel bestehen strumpfförmige Paraesthesien und die Vibrationsempfindung an den Zehen ist verkürzt. Motorisch findet man Schwäche der Beinmuskeln ohne Atrophie, schwache Eigenreflexe und oft positiven Babinski. Die sensible Nervenleitgeschwindigkeit ist verlangsamt. Wegen der peripheren Leitungsstörung ist die Funktion der sensiblen Bahnen im Rückenmark (z. B. Suralis- und Tibialis SEP) schwer zu beurteilen. Blasenstörungen treten erst in einem sehr fortgeschrittenen Krankheitsstadium auf. Die Kombination der Symptome und Beschwerden spricht nicht für eine umschriebene Lokalisation innerhalb des Rückenmarks. Das Zeichen von Lhermitte ist negativ, und supraspinale Symptome sind erst im Endstadium zu erkennen. Die Diagnose stützt sich auf den Nachweis einer mangelhaften intestinalen Resorption von Vitamin B_{12} und einen niedrigen Serumspiegel des Vitamins.

15.4 Zervikale Myelopathie

Bei Personen, die konstitutionell einen engen Spinalkanal haben oder bei denen degenerative Gelenkveränderungen den cervikalen Spinalkanal einengen, kann die Protrusion einer Bandscheibe oder mehrerer Bandscheiben auf zervikalem Niveau zu einer Myelopathie führen. In diesen Fällen liegt kein Massenprolaps vor. Man muß nicht nur eine Enge des Spinalkanals mit Nativaufnahmen und bildgebenden Verfahren nachweisen, sondern auch zeigen, daß der Subarachnoidalraum aufgebraucht und das Rükkenmark lokal komprimiert ist. Vor allem aber müssen sich Beschwerden und Symptome des Patienten der zervikalen Läsion zuordnen lassen: segmentale Sensibilitätsstörung an den Händen, Zunahme von Schmerzen und Parästhesien beim Rückwärtsneigen des Kopfes, fakultativ Zeichen einer Schädigung der langen Bahnen an den Beinen. Häufig haben Patienten mit der zu rasch gestellten Diagnose Syndrom des engen Spinalkanals ein Karpaltunnelsyndrom (s. S. 147) oder eine Polyneuropathie, und die Enge des zervikalen Spinalkanals ist nur ein Epiphänomen. Reine Schulter-Arm-Schmerzen sind nicht Zeichen eines engen Spinalkanals (Schulter = Segmente C4–5, Arm und Hand = Segmente C6–8).

15.5 Strahlenmyelopathie

Die Diagnose der Strahlenmyelopathie kann nur rein klinisch gestellt werden. Man trifft sie häufig bei Patienten an, bei denen ein Lymphom in Höhe der Halswirbelsäule oder des oberen Thorax bestrahlt wurde.

Bei diesen Patienten entwickelt sich eine progrediente Querschnittslähmung, innerhalb derer sensible Symptome, wie Parästhesien und Schmerzen, im Vordergrund stehen.

Die vorangegangene Strahlenbehandlung sollte den Verdacht auf Strahlenmyelopathie erwecken und gegenüber der Annahme eines erneuten intraspinalen Wachstums skeptisch machen, das dann ja eine erneute Bestrahlung notwendig machen würde.

Wir richten uns nach folgenden Kriterien: Parästhesien, Schmerzen und Bewegungsstörungen in den Händen, selbst das Lhermittesche Zeichen sind vieldeutig. Die Liquoruntersuchung kann unergiebig sein, zumal das Lymphom in Subduralraum wachsen kann. Wenn die spinale Computertomographie mit Kontrastmittel oder die Gadoliniumverstärkte Kernspintomographie nicht eindeutig eine zervikale Läsion anzeigen, diagnostizieren wir eine Strahlenmyelopathie und sehen von einer weiteren Bestrahlung ab. Die eingestrahlte Röntgendosis oder der Zeitabstand nach der Bestrahlung sind unzuverlässige Parameter.

15.6 Amyotrophische Lateralsklerose

Diese motorische Systemkrankheit kann mit einer spastischen Paraparese einsetzen, so daß eine oberflächliche Ähnlichkeit mit einem Rückenmarkstumor zustandekommt. Die Patienten haben aber keine sensiblen Symptome, keine Schmerzen und keine Blasenstörungen. Anderseits kann sorgfältige Untersuchung frühe Symptome der chronischen Denervierung, wie Muskelfaszikulieren oder -atrophie auch in den Armen und Händen und in der Zunge aufdecken. Die generalisierte Denervierung ist auch durch das EMG frühzeitig festzustellen. Charakteristisch ist das Nebeneinander von Denervierungszeichen und lebhaften oder gesteigerten Reflexen, sofern keine sensiblen Symptome vorliegen. Ein ebenso wichtiges Symptom ist ein lebhafter oder sogar klonischer Masseterreflex, den man nur bei der amyotrophischen Lateralsklerose, bei der arteriosklerotischen Pseudobulbärparalyse und beim Tetanus findet, und diese Krankheitszustände können untereinander nicht verwechselt werden. In Zweifelsfällen soll man eine Biopsie des N. suralis vornehmen, weil in der Regel sensible Nerven von der Krankheit nicht befallen werden.

15.7 Syringomyelie

Diese Krankheit ist im Kapitel 27 erörtert.

15.8 Krankheitsprozesse am kranio-zervikalen Übergang

Diese Prozesse werden nur kurz erwähnt. Die Patienten haben Nackenschmerzen, Parästhesien an allen 4 Extremitäten, und das Lhermittesche Zeichen kann positiv sein. Beim Vergleich des Masseterreflexes mit den spinalen Eigenreflexen, einschließlich Deltoidesreflex, findet man einen „Reflexsprung". Das bedeutet: deutlich größere Lebhaftigkeit der spinalen Reflexe. Die Diagnose ist in erster Linie radiologisch zu stellen, und die diagnostische Aufgabe besteht in erster Linie darin, den kranio-spinalen Übergang in die Untersuchung mit einzubeziehen.

15.9 Chronische vaskuläre Myelopathie

Nach meiner Erfahrung kann die Diagnose in vivo nicht gestellt werden, außer in den wenigen Fällen, wo eine venöse Abflußbehinderung etwa durch eine Durafistel vorliegt, die man durch Myelographie und spinale Angiographie darstellen kann.

16 Dämmerzustand

Der Terminus „Dämmerzustand" bezeichnet eine psychopathologische Veränderung, die durch verminderte Vigilanz und entsprechend verminderte Reaktivität charakterisiert ist, häufig begleitet von zeitlicher und örtlicher Desorientiertheit. Die Patienten wirken psychomotorisch verlangsamt, zögernd, und sie erfassen ihre aktuelle soziale Situation häufig nicht. Die Krankheitszustände, die in diesem Kapitel diskutiert werden, haben nicht alle den gleichen Status in bezug auf die einzelnen Komponenten des geschilderten Syndroms. Trotzdem sollte man sie gegeneinander abwägen, wenn ein Patient durch diese psychopathologischen Symptome auffällig wird.

16.1 Petit mal-Status

Dies ist eine ununterbrochene Serie von Absencen. Der Petit mal-Status tritt hauptsächlich bei Kindern und jungen Erwachsenen auf, aber er kann sich in jeder Altersgruppe manifestieren, wenn der Patient früher eine Petit mal-Epilepsie hatte. Der erste Eindruck ist der einer verminderten Vigilanz. Man muß die Patienten wiederholt ansprechen. Ihre Antworten wie auch ihre spontanen Handlungen sind zögernd, oft der Situation nicht angemessen und manchmal perseveratorisch. Bei genauer Betrachtung kann man rhythmische motorische Äußerungen beobachten, z. B. Zwinkern der Augenlider, rhythmische Anhebung der Augäpfel und manchmal ein synchrones Zucken in den oberen

Extremitäten. Die motorischen Phänomene erleichtern die Diagnose, die durch EEG-Untersuchungen gesichert wird. Dabei findet man eine ununterbrochene Folge von 3/sec spike-wave-Aktivität über allen Ableitungen. Intravenöse Injektion von Clonazepam beendet den Petit mal-Status gewöhnlich rasch, und dieser Therapieeffekt sichert die Diagnose, wenn man kein EEG zur Verfügung hat.

16.2 Status psychomotorischer Anfälle

In ähnlicher Weise können psychomotorische oder nach der neuen Nomenklatur komplexe partielle Anfälle einander in ununterbrochener Serie folgen. Leider ist das klinische Bild weniger uniform als beim Petit mal-Status. Es schließt noch nicht einmal notwendig die bekannten oralen Automatismen und sterotypen Bewegungen ein, die den einzelnen psychomotorischen Anfall charakterisieren. Die Diagnose ist ohne EEG nicht zu stellen. Es gibt kein einheitliches EEG-Muster, aber der Kurvenablauf ist sehr verdächtig auf eine „Temporallappenepilepsie". Intravenöse Injektion von Phenytoin kann diese Variante das Dämmerzustandes rasch beenden.

16.3 Postparoxysmaler Dämmerzustand

Wenn man einen Grand mal-Anfall beobachtet hat und der Patient klart nach dem Erwachen aus der Bewußtlosigkeit nicht auf, sondern bleibt bewußtseinsgetrübt, desorientiert, gespannt und latent aggressiv, ist die Diagnose leicht zu stellen. Sie ist auch nicht schwer, wenn der Anfall selbst nicht beobachtet wurde, aber bekannt ist, daß der Patient Grand mal-Anfälle bekommt. Schwieriger ist es, wenn sich der postparoxysmale Dämmerzustand an den ersten Anfall im Erwachsenenalter anschließt und dieser nicht beobachtet wurde. Wie in Kapitel 30 beschrieben, brauchen die üblichen Zeichen eines abgelaufenen epileptischen Anfalls, zum Beispiel Zungenbiß und Einnässen, nicht in jedem Falle vorhanden zu sein. Ein Dämmerzustand der geschilderten

Art ist Anlaß zu einer nervenärztlichen Konsultation oder besser zur Einweisung in eine Klinik. Dies wird nicht einfach sein, weil die Patienten gespannt und mißtrauisch sind und Aufforderungen oft nicht folgen. So kann es auch schwierig bis unmöglich sein, ein EEG abzuleiten. Gelingt dies, so findet man generalisierte, dysrhythmische, langsame Aktivität mit gelegentlichen scharfen Wellen und anderen Elementen, die man aus der Epilepsiediagnostik kennt. Die gespannte Aggressivität entsteht aus einer Verkennung der Situation. Wenn möglich, sollte man dem Patienten eine intravenöse Injektion von Clonazepam oder Phenytoin geben. Gerade in diesen Fällen ist die intramuskuläre Injektion von Midazolamhydrochlorid, einem rasch wirkenden Kurznarkotikum mit antiepileptischer Potenz von großem Nutzen.

16.4 Posttraumatischer Dämmerzustand

Die Diagnose des posttraumatischen Dämmerzustandes ist leicht, wenn der Patient ein schweres Kopftrauma mit anschließendem Koma erlitten hat. In dem Maße, in dem sein Bewußtsein sich aufhellt, wird der Patient erregt, oft ängstlich, immer desorientiert und kann seine Situation nicht voll erfassen. Er neigt zu illusionären Verkennungen von Gegenständen und Personen in seiner Umgebung. Ein Infusionsständer wird als bedrohliche Figur verkannt, und zufällig gehörte sprachliche Äußerungen haben eine auf den Patienten gerichtete auffordernde oder bedrohende Bedeutung. Die Patienten neigen dazu, das Bett und manchmal sogar die Krankenstation zu verlassen, selbst wenn sie ein Polytrauma erlitten haben.

Es gibt seltene Fälle, in denen ein Dämmerzustand nicht nach, sondern an Stelle einer posttraumatischen Bewußtlosigkeit auftritt. Sofort nach dem Trauma erfaßt der Patient seine Situation nicht voll und kann den Ablauf der Ereignisse nicht beschreiben. Er befolgt Aufforderungen und Ratschläge nicht, sondern er hat eine Tendenz, den Unfallort zu verlassen und ziellos umherzulaufen oder zu fahren. Viele dieser Patienten kommen schließlich zu Hause an, wo sie sich zu Bett legen und schlafen. Beim Erwachen haben sie eine retrograde Amnesie. Die Abgrenzung vom psychogenen Verhalten ist schwer, zumal die Computertomographie nicht notwendig Kontusionsfolgen zeigt.

16.5 Poriomanie

Wenn das Trauma bei einem Verkehrsunfall eintrat, stellt sich die Differentialdiagnose zu einer psychogenen Poriomanie. Wenn man als Arzt den Patienten erst nach Abklingen des posttraumatischen Dämmerzustandes sieht, so hat man wenig Möglichkeiten, eine zuverlässige Diagnose zu stellen. Ein wichtiges diagnostisches Kriterium ist ein pathologisches EEG, das sich bei wiederholter Untersuchung normalisiert. Auch der Terminalschlaf ist für psychogene Poriomanie nicht charakteristisch.

Die Poriomanie wird häufiger ohne ein vorangehendes Trauma beobachtet. Die Patienten sind imstande, sehr weit mit dem Auto, mit der Eisenbahn oder mit dem Flugzeug zu reisen, ohne daß sie sich sehr auffällig verhalten. Tage nach ihrer Abreise „kommen sie plötzlich zu sich". Sie erklären, daß sie nicht wissen, wo sie sind und wie sie dort hingeraten sind. Die Mehrzahl der in der Literatur berichteten Fälle wurden für psychogen gehalten. Ich habe allerdings einen Patienten gesehen, der 800 km in der Eisenbahn fuhr und auf einer Bahnstation auffällig wurde. Man brachte ihn in eine Klinik, und die Diagnose Petit mal-Status wurde durch klinische Beobachtung und EEG bestätigt. Das Beispiel zeigt, wie eng die hier besprochenen Zustände benachbart sind.

16.6 Amnestische Episode

Plötzliches Einsetzen eines ratlosen Verhaltens ist charakteristisch für die amnestischen Episoden. Diese Episoden setzen abrupt ein, gewöhnlich ohne eine erkennbare Ursache. Die Patienten stellen immer wieder ähnliche Fragen, die darauf abzielen, wo sie sich befinden, wie sie dort hinkamen und was mit ihnen „los ist". Die Ratlosigkeit entsteht dadurch, daß plötzlich die Kontinuität der Erinnerung unterbrochen ist. Die Patienten sind außerstande, sich neue Ereignisse zu merken. So vergessen sie auch die Antworten, die man ihnen gegeben hat, sofort und stellen perseveratorisch immer dieselben Fragen. Sie sind zeitlich desorientiert und haben eine retrograde Amnesie von variabler Länge. Im Gegensatz zu diesen psychologischen Veränderungen können die Patienten in der Lage sein, Routineaktivitäten normal auszuführen. So kann ein Patient in der amnestischen Episode korrekt mit dem Pkw nach Hause fahren und selbst an einem Ferienort, den er nicht gut kennt, sein Hotel wieder aufsuchen. Angekommen, wird er sich aber sprachlich so desorientiert verhalten wie oben beschrieben. Die körperliche Untersuchung ergibt keinen pathologischen Befund. Nach Stunden bis längstens 2 Tagen normalisiert sich der psychische Status der Patienten. Sie behalten allerdings eine Amnesie für die Dauer der Episode und manchmal auch eine retrograde Amnesie zurück.

16.7 Enzephalitis

Enzephalitis kann unter dem Bild der verschiedensten psychopathologischen und körperlichen Syndrome auftreten. Die Symptomatik besteht manchmal nur in einer leichten Verminderung der Vigilanz, einer Verflachung der Affekte, einer Desorientiertheit und motorischen Verlangsamung. In den meisten Fällen ist das EEG allgemeinverändert. Bei parainfektiöser Encephalitis zeigen bildgebende Verfahren normale Verhältnisse, jedenfalls im Anfangsstadium, und im Liquor findet man höchstens eine leichte Pleozytose und geringe Eiweißvermehrung, normale Glukose und niedriges Laktat (s. auch Kapitel 25).

16.8 Exogene Psychose

Sehr viele Stoffwechselstörungen oder Intoxikationen können zur exogenen Psychose unter dem Bild eines Dämmerzustandes führen. Der Leser wird auf Kapitel 25 verwiesen. Die häufigste Ursache bei älteren Patienten ist Exsikkose während einer akuten interkurrenten Krankheit oder nach einer Operation. Dies ist leicht an dem erhöhten Hämatokrit zu erkennen. Gewöhnlich bildet sich dieser Dämmerzustand nach intravenöser Zufuhr von Flüssigkeit wieder zurück. Bei Patienten mit einer zerebralen Mikroangiopathie kann eine Allgemeinnarkose Verwirrtheit oder einen Dämmerzustand auslösen, der aber keine spontan aggressiven Züge hat.

17 Demenz

17.1 Senile Demenz vom Alzheimer Typ (SDAT)
17.2 Zerebrale Mikroangiopathie (sog. Multiinfarktdemenz)
17.3 Frontallappentumor
17.4 Schwere traumatische Hirnschädigung
17.5 Demenz bei Parkinsonscher Krankheit
17.6 Chorea Huntington
17.7 Hydrocephalus communicans
17.8 Alkoholabusus
17.9 Progressive Paralyse
17.10 Picksche Krankheit
17.11 Psychogene Pseudodemenz
17.12 AIDS-Demenz-Komplex

Mit der Zunahme der Lebenserwartung ist Demenz ein zentrales Problem der Medizin geworden. Die diagnostische Aufgabe besteht darin, behandelbare Krankheitszustände zu erkennen, die entweder geheilt werden können oder deren Verlauf verlangsamt werden kann. Die Tabelle zeigt, daß die differentialdiagnostischen Erwägungen über die triviale Alternative: degenerative oder vaskulär bedingte Hirnkrankheit hinausgehen müssen. Die wichtige Diskussion, ob das globale Konzept der Demenz als psychopathologisch und neuropsychologisch einheitliches Syndrom heute überhaupt noch angemessen sei, kann in diesem Buch nicht erörtert werden.

17.1 Senile Demenz vom Alzheimer Typ (SDAT)

Die SDAT ist eine degenerative Hirnkrankheit, die in der 6. Lebensdekade oder später einsetzt. Sie beginnt gewöhnlich mit einer Merkstörung für jüngere Ereignisse. Im weiteren Verlauf verarmen Wortschatz und Syntax, ohne daß sich eines der bekannten aphasischen Syndrome voll entwickelt. Später treten andere neuropsychologische Störungen, wie räumliche Orientierungsstörung hinzu. Im Gegensatz zu den stark ausgeprägten neuropsychologischen Funktionsstörungen bleibt das soziale Verhalten gut erhalten. Die neurologischen Zeichen schließen Akinese, Rigor und selten auch Pyramidenbahnzeichen ein, während das akute Auftreten von zentraler Lähmung oder Hemianopsie nicht zum typischen Verlauf gehört.

Das EEG zeigt einen langsamen Grundrhythmus. Gewöhnlich findet man keine fokalen Veränderungen. Die bildgebenden Verfahren ergeben oft überraschend normale Befunde. Demenz darf sicher nicht mit Hirnatrophie gleichgesetzt werden, genauso wenig wie das Volumen des Hirns mit den kognitiven Leistungen korreliert. Der Liquor ist normal oder enthält nur eine leichte Eiweißvermehrung unter 1 g/l. Die Diagnose orientiert sich an dem langsamen Fortschreiten des oben beschriebenen Syndroms und am Ausschluß der anderen Krankheiten, die in der Tabelle aufgeführt sind.

17.2 Zerebrale Mikroangiopathie (sog. Multiinfarktdemenz)

Die zerebrale Mikroangiopathie betrifft die langen penetrierenden Arterien, welche die weiße Substanz der Hemisphären, die Stammganglien und den Hirnstamm versorgen. Gewöhnlich haben die Patienten eine chronische arterielle Hypertonie. Über mehrere Jahre entwickelt sich eine Demenz, die man auf Diskonnektion der Assoziationsareale in der Hirnrinde durch die vaskulär bedingte fortschreitende Schädigung des Marklagers zurückführen muß. Das soziale Verhalten bleibt nicht so unauffällig wie bei der SDAT. Innerhalb des langsamen Fortschreitens treten immer wieder „kleine Schlaganfälle" im Versorgungsgebiet der oben genannten Arterien auf, die fokale neurologische Symptome zu dem psychopathologischen Syndrom hinzutreten lassen. Die Ultraschalluntersuchungen zeigen keine oder nur geringe Veränderungen an den extrakraniellen Arterien. Das EEG ist uncharakteristisch. Die Registrierung der evozierten Potentiale läßt eine Beeinträchtigung in der Signalübermittlung erkennen.

Die Diagnose wird nach dem klinischen Verlauf vermutet und durch bildgebende Verfahren bestätigt. Im CT sieht man bilaterale Regionen verminderter Dichte in der weißen Substanz, die gewöhnlich in der Umgebung der Vorderhörner der Seitenventrikel beginnen und sich im Laufe der Jahre über die ganze weiße Substanz ausdehnen. Ferner erkennt man lakunäre Infarkte von 2–10 mm Durchmesser als Folgen der intermittierenden umschriebenen ischämischen Insulte.

Unter den Allgemeinsymptomen ist die arterielle Hypertonie und häufig eine Erhöhung des Hämatokrit sowie eine pathologische Veränderung anderer rheologischer Parameter zu nennen. Die Prognose hängt, wenigstens teilweise, von der Kontrolle dieser internistischen Parameter ab.

17.3 Frontallappentumor

Ein Tumor des Stirnhirns wird häufig verhältnismäßig spät diagnostiziert. Die Patienten entwickeln langsam fortschreitend Verhaltensstörungen: sie verlieren das Interesse an ihren gewohnten Aktivitäten und an persönlichen Bindungen und beginnen, sich zu vernachlässigen. Die Denkabläufe werden langsam. Viele klagen nicht über Kopfschmerzen, jedenfalls nicht sehr dringlich. Die neurologischen Befunde können auf Greifreflexe der Hand und des Mundes beschränkt sein. Manche Patienten haben eine Tendenz, „kataleptisch" in einer Position zu verharren, die man ihren Gliedmaßen gegeben hat. Oft ist keine Stauungspapille nachweisbar. Das EEG zeigt langsame Wellen über den frontalen Ableitungen. Die Diagnose wird durch bildgebende Verfahren gestellt.

17.4 Schwere traumatische Hirnschädigung

Ein Patient, der eine schwere traumatische Hirnschädigung durchgemacht hat, hat häufig grobe psychopathologische und neuropsychologische Funktionsstörungen. Wenn die Hemisphären betroffen sind, wird man neuropsychologische Störungen, wie Aphasie, räumliche Orientierungsstörung, Aufmerksamkeitsstörung, Merkstörung und Beeinträchtigung in der Anpassung an schnell wechselnde Anforderungen feststellen. Nach Hirnstammschädigungen findet man vor allem eine emotionale Verflachung und mangelnden Antrieb. Zur Abgrenzung von anderen Formen der Demenz ist die Überlegung nützlich, daß ein Hirntrauma keinen fortschreitenden Prozeß in Gang setzt, sondern zu einem stationären Defektzustand führt.

Die Diagnose ist nicht schwierig, wenn das Trauma bekannt ist und wenn seine Folgen durch bildgebende Verfahren nachgewiesen werden. Traumatische Hirnstammschädigungen können zur Atrophie des Hirnstamms und des Kleinhirns führen, aber dies ist nicht immer der Fall. Das EEG ist gewöhnlich normal.

17.5 Demenz bei Parkinsonscher Krankheit

Nicht nur auf den pazifischen Inseln findet man das Parkinson-Syndrom mit Demenz kombiniert. Generell haben etwa ein Drittel aller Parkinsonkranken mittelschwere bis schwere kognitive Störungen zusätzlich zu ihrer Bewegungsstörung. Der Verlauf ist der einer fortschreitenden Demenz.

17.6 Chorea Huntington

Die bekannte Hyperkinese ist nicht das einzige Syndrom der Chorea Huntington. Alle Patienten bekommen früher oder später eine Persönlichkeitsveränderung und kognitive Störungen, was man als Choreophrenie bezeichnet. Die Persönlichkeitsveränderungen bestehen in einer Lockerung der sozialen Bindungen, Nachlassen des Taktgefühls, Hervortreten von aggressivem Verhalten und sexueller Enthemmtheit. Das psychopathologische Syndrom kann der extrapyramidalen Bewegungsstörung vorangehen (s. auch Kapitel 14). Wenn die Familienanamnese leer ist, denkt man in diesen Fällen leicht an die Picksche Krankheit oder die allerdings heute sehr seltene progressive Paralyse.

17.7 Hydrocephalus communicans

Der Krankheitszustand beruht auf einem Ungleichgewicht zwischen der Produktion und der Resorption des Liquor cerebrospinalis. Das Syndrom kann sich nach Krankheiten der Meningen entwickeln, d.h. nach Subarachnoidealblutung oder Meningitis. Häufig ist keine Ursache erkennbar. Die Entwicklung der Symptome ist sehr charakteristisch und erlaubt gewöhnlich eine diagnostische Zuordnung. Zunächst fällt ein Mangel an Spontaneität und eine Verflachung der Affekte auf. Als nächstes entwickelt sich eine eigenartige Gangstörung, die irrtümlich als Gangapraxie bezeichnet wird. Die Patienten gehen mit kleinen, zögernden Schritten, wobei sie die Füße über den Boden schleifen. Sie setzen jedem Versuch, ihr Gehtempo zu beschleunigen, Widerstand entgegen. Wenn man sie an den ausgestreckten Armen zieht, lehnen sie sich nach rückwärts. In fortgeschrittenen Stadien verlassen sie ihr Bett nicht mehr, und wenn man sie passiv aufsetzen will, versteift sich der ganze Körper. Im dritten Stadium werden sie urininkontinent. Spätestens in diesem Stadium sollte eine Untersuchung mit einem bildgebenden Verfahren ausgeführt werden, nach Möglichkeit früher. Der typische Befund ist eine Erweiterung aller 4 Ventrikel, insbesondere der Temporalhörner, während die Rindenzeichnung kaum erkennbar ist. Eine Hypodensität um die Seitenventrikel zeigt im CT den transependymalen Liquoraustritt ins benachbarte Hirngewebe an, welcher das Marklager zusätzlich zum Druck des Hydrocephalus schädigt. Die beschriebene Trias: Antriebsstörung, Gangstörung und Inkontinenz ist für das Vollbild charakteristisch. Wegen der therapeutischen Konsequenzen soll die Diagnose aber schon in einem früheren Stadium gestellt werden, wenn ein ventrikulo-atrialer oder -peritonealer Shunt die Progredienz aufhalten kann.

17.8 Alkoholabusus

Nur der Vollständigkeit halber wird diese Differentialdiagnose kurz erwähnt. Gewöhnlich ist die Vorgeschichte bekannt, so daß die Diagnose keine Schwierigkeiten bereitet. Eine rasche Entwicklung kognitiver Störungen bei Alkoholkranken sollte den Verdacht auf eine bilaterale Pachymeningeosis haemorrhagica interna oder ein bilaterales subdurales Hämatom erwecken. Die Diagnose ist durch bildgebende Verfahren leicht zu stellen.

17.9 Progressive Paralyse

Diese syphilitische Gehirnentzündung ist selten geworden, aber nicht vollständig verschwunden. Alle syphilitischen Hirnkrankheiten werden heute bei einzelnen Patienten mit AIDS als Erscheinungsform des AIDS-Demenz-Komplexes beobachtet. Psychiatrische Lehrbücher beschreiben ein ganzes Spektrum psychopathologischer Veränderungen, die sich vom expansiven, euphorischen Verhalten bis zur aspontanen Demenz erstrecken. Gewöhnlich sind die Persönlichkeitsveränderungen denen sehr ähnlich, die für die Chorea Huntington beschrieben worden sind. Die ausgedehnte syphilitische Entzündung ergreift auch Hirnareale mit motorischer Funktion, so den Cortex des Frontal- und Parietallappens, die Stammganglien und das Kleinhirn. Entsprechend sind alle differenzierten motorischen Leistungen stark beeinträchtigt. Da das Sprechen eine motorische Funktion ist, die eine besonders feine Abstimmung alternierender Innervationsmuster verlangt, haben alle Patienten eine Dysarthrie. Ferner findet man verschiedenartige Pupillenstörungen, die Argyll Robertson-Pupille (s. Kapitel 2) oder ungleich große, erweiterte, areaktive Pupillen. Nicht selten besteht auch eine Tabes dorsalis mit Verlust der Eigenreflexe an den Beinen (s. Kapitel 40).

Blutuntersuchungen lassen die Aktivität des syphilitischen Prozesses erkennen. Im Liquor findet man mäßige Pleozytose, eine Eiweißvermehrung und vor allem eine Erhöhung von IgG. Die Reaktionen auf Treponemen sind stark positiv.

17.10 Picksche Krankheit

Dies ist eine Systematrophie, die entweder den Frontallappen oder den Temporallappen des Gehirns ergreift. Affektion des

Frontallappens ist sehr viel häufiger. Man findet die Persönlichkeitsveränderungen, die für die Huntingtonsche Chorea beschrieben worden sind, während kognitive Störungen anfangs verhältnismäßig gering ausgeprägt sind. Neurologische Symptome sind spärlicher als bei der SDAT. Beim „Schläfenlappen-Pick" kann eine Aphasie vorliegen, die sich nicht in das Schema der Standardsyndrome einfügt, die man bei akuten zerebralen Durchblutungsstörungen beschreibt. Nach mehrjährigem Verlauf stellen sich bei allen Kranken mit Pickscher Atrophie auch erhebliche kognitive Störungen ein. Die Diagnose wird nach den bildgebenden Verfahren und durch Ausschluß einer progressiven Paralyse gestellt.

17.11 Psychogene Pseudodemenz

Es gibt zwei Varianten der psychogenen Pseudodemenz. Die eine ist vollständig hysterisch. Sie setzt abrupt ein, was die Diagnose erleichtert. Die Patienten erscheinen im Affekt verarmt und aspontan. Sie reagieren kaum auf ihre Umgebung. Wenn man sie exploriert, sind die Antworten grob unpassend. Sie erscheinen desorientiert zur Zeit, zum Ort und zur Person, wobei man bedenken muß, daß eine Orientierungsstörung zur Person bei organischen Krankheiten sehr selten ist. Wenn man sie näher exploriert, gehen die Antworten häufig „haarscharf daneben". Im Mai werden sie Juni oder April als den Monat angeben, und sie werden den Beruf des Arztes nicht erraten, obwohl er in einer „medizinischen Umgebung" und im weißen Kittel vor ihnen sitzt. Der generelle Eindruck ist der von Widerstand, Zögern und kindlichem oder kindischem Verhalten. Die neurologische Untersuchung ist hier sehr hilfreich, weil die Patienten schon bei sehr einfachen Anweisungen versagen.

Die andere Variante ist nicht so leicht erkennbar. Man findet sie bei Patienten, die in der Tat eine organische Hirnkrankheit haben und deren kognitive Leistungen beeinträchtigt sind. Aus einem oft nicht leicht erkennbaren Grunde übertreiben sie aber diese kognitiven Störungen grob. Diese Variante sieht man häufig bei Patienten, die in einem Entschädigungsverfahren für ein

Hirntrauma befangen sind. Wenn man bei diesen Patienten eine größere Serie von psychologischen Tests anwendet, wird man beobachten, daß das Leistungsmuster sehr uneinheitlich ist, weil Laien in der Regel nicht zwischen leichten und schwierigen Aufgaben unterscheiden können.

17.12 AIDS-Demenz-Komplex

Diese Bezeichnung wird nicht einheitlich angewendet. Im engeren Sinne schließt sie den enzephalitischen Befall bei Patienten mit erworbener Immunschwäche ein. Neurologisch findet man viele Kombinationen von psychopathologischen Symptomen, vor allem Verarmung von Antrieb und Affektivität, von kognitiven Leistungsmängeln und Halbseitensymptomen. Der Verlauf ist fluktuierend, dabei fortschreitend. Die ätiologische Diagnose bei „opportunistischer" Infektion des Gehirns ist schwierig, weil bei den Patienten die Antikörperbildung stark vermindert ist. Im Liquor findet man Pleozytose und Eiweißvermehrung.

18 Einseitige Fußheberschwäche

Die einseitige Fußheberparese kann zentral oder peripher verursacht sein, und unter beiden Bedingungen muß man mehrere Krankheitsursachen berücksichtigen. Die erste Frage lautet: ist die Fußheberschwäche peripher oder zentral, und bei der peripheren Lähmung schließt sich die Frage an: Nervenwurzel- oder periphere Nervenläsion. Mehr als ein Patient ist konservativ und selbst operativ unter der Diagnose lateraler Bandscheibenvorfall behandelt worden, während er tatsächlich eine kortikale Monoparese bei einem ischämischen Territorialinfarkt oder eine peripher lokalisierte Schädigung von der Art der crossed legs palsy hatte (s. u.).

Folgende Symptome erleichtern die Unterscheidung zwischen zentraler und peripherer Fußheberschwäche:

- Zirkumduktion des betroffenen Beines beruht auf einem verstärkten Tonus der Fußextensoren. Sie zeigt eine zentrale Parese an und ist leicht zu erkennen, wenn der Patient nur den Untersuchungsraum betritt. Verstärktes Anheben des Fußes durch stärkere Beugung des Hüft- und Kniegelenks beim Gehen zeigt eine periphere Heberparese an (Steppergang, s. S. 63).
- Der Nachweis von Mitbewegungen des ganzen Beines beim Versuch, mit den Zehen feine Bewegungen auszuführen oder den Fuß umschrieben im Fußgelenk zu rotieren, ist für eine

zentrale Bewegungsstörung charakteristisch. Bei peripheren Lähmungen bleibt die geforderte Bewegung aus, ohne daß Mitbewegungen auftreten.
- Das Reflexniveau kann die Entscheidung erleichtern: eine Steigerung des Achillessehnenreflexes zeigt eine Läsion zentraler motorischer Bahnen an, eine Verminderung oder ein Fehlen des Reflexes läßt eine Unterbrechung des peripheren Reflexbogens erkennen. Sind die ASR beide von gleicher Lebhaftigkeit, kann die Läsion zentral oder peripher sein. Funktionsstörungen im N. peronaeus oder Wurzelläsionen, die auf die 5. Lendenwurzel beschränkt sind, führen nicht zu Veränderungen der Reflexe. Pathologische Reflexe zeigen eine Läsion zentraler motorischer Bahnen an. Sie können bei zentraler Heberparese aber fehlen oder zweifelhaft sein.

Schwieriger zu beurteilen sind folgende Zeichen:
- Der Muskeltonus ist oft normal und entspricht nicht dem erwarteten Muster: Steigerung bei zentraler und Verminderung bei peripherer Parese.
- Eine Muskelatrophie kann man bei einer akuten peripheren Heberparese nicht erwarten.
- Verteilung der Sensibilitätsstörungen, wenn solche vorliegen. Als Faustregel gilt, daß einseitige strumpfförmige Verteilung verdächtig auf eine zentrale Läsion ist, im Gegensatz zu den bekannten peripheren und segmentalen Verteilungsmustern der Sensibilitätsstörungen. Wer mit der Anatomie der sensiblen Innervation nicht vertraut ist, soll eine Zeichnung anfertigen und diese mit den Schemata in den Büchern vergleichen. Viele Patienten machen aber schwer zu interpretierende Angaben bei der Sensibilitätsprüfung, weil sie im Erleben nicht zwischen Schmerzen, Schwäche und Verminderung der Sensibilität unterscheiden.

Elektromyographie und Messung der Nervenleitgeschwindigkeit können sehr nützlich sein. Setzt man bildgebende Verfahren ein, muß man die Gefahr falsch positiver Zuordnungen bedenken: z.B. kann bei zentraler Parese eine Bandscheibenprotrusion als unbedeutender Nebenbefund vorliegen.

18.1 Periphere Verursachung

Wenn die periphere Verursachung der Läsion erkannt ist, muß der Ort der Schädigung festgelegt werden: Liegt eine umschriebene Heberparese des Fußes und der Zehen vor oder findet sich Schwäche auch in anderen Muskeln? Wenn das der Fall ist, gehören diese Muskeln zur Versorgung des N. peronaeus oder werden sie vom N. tibialis versorgt? Auch ohne EMG kann man die Beteiligung von Muskeln, die von einer lumbalen Wurzel oder von zwei benachbarten Wurzeln innerviert werden, diagnostizieren, aber dies verlangt sehr sorgfältige Untersuchung und anatomische Kenntnisse. Sehr nützlich ist die Berücksichtigung des Auftretens: akut oder langsam chronisch (s.u.).

Die Differentialdiagnose soll folgende Möglichkeiten einschließen:

18.1.1 Kompressionsneuropathie (crossed legs palsy). Diese Kompressionsneuropathie des N. peronaeus betrifft beide Anteile, den Ramus superficialis und den Ramus profundus. Sie ist von sensiblen Störungen begleitet, die sich als Ameisenlaufen und Hypästhesie zeigen. Die Ursache ist wiederholter Druck auf den N. peronaeus dicht unterhalb des Knies, wenn dafür disponierte Personen die Angewohnheit haben, die Beine beim Sitzen zu überkreuzen. Obwohl die Schädigung chronisch oder besser: über lange Zeit erstreckt intermittierend ist, setzt die Schwäche gewöhnlich akut ein. Die Diagnose wird durch sorgfältige Anamnese erleichtert. Die Messung der Nervenleitgeschwindigkeit bestätigt die Verdachtsdiagnose und zeigt einen Leitungsblock in Höhe des Fibulaköpfchens.

Es gibt eine generelle Neigung zu Druckparesen, und diese Abnormität kann familiär sein. Man soll den Patienten also nach ähnlichen Fällen von akut aufgetretener, vorübergehender Schwäche z.B. im Versorgungsgebiet des N. ulnaris fragen, und man sollte die Familie in seine anamnestischen Überlegungen und, wenn möglich, in die NLG-Messung einbeziehen. Diese Patienten und ihre Angehörigen haben eine generalisierte Verlangsamung der Nervenleitgeschwindigkeit. Die Nervenbiopsie ergibt als charakteristischen Befund „tomaculäre", d.h. wurstförmige Verdickungen der Markscheiden.

18.1.2 Entzündliche oder neoplastische Läsionen an der Außenseite des Unterschenkels und Baker-Zyste des Kniegelenks. Der N. peronaeus kann durch entzündliche oder neoplastische Läsionen an der Außenseite des Unterschenkels geschädigt werden. Neurome oder eine Baker-Zyste des Kniegelenks sind andere, seltene Schädigungsursachen. Der erste diagnostische Schritt ist, den Ort der Läsion hinter dem Fibulaköpfchen festzulegen. Radiologische und sonographische Untersuchungen sind notwendig, aber diese Zusatzuntersuchungen können nur dann gezielt angewendet werden, wenn vorher durch neurologische und/oder elektrophysiologische Untersuchungen die Lokalisation der Schädigung festliegt.

18.1.3 Traumatische Läsionen des N. peronaeus. Jede Art von Trauma der Knieregion oder eine proximale Fraktur der Fibula kann den N. peronaeus schädigen, und diese Diagnose ist leicht zu stellen. Im Gegensatz dazu wird eine Druckschädigung durch einen Gipsverband häufig übersehen, wenn der Chirurg oder Orthopäde die Klagen des Patienten über Parästhesien oder Schmerzen auf der Dorsalseite des Fußes hinter der 1. und 2. Zehe nicht als wichtiges Symptom verwertet. Die Kraft der Extension der Großzehe kann auch bei Patienten mit Gipsverband überprüft werden.

18.1.4 Iatrogene Lähmung nach fehlerhafter intramuskulärer Injektion. Ein anderer Fall von iatrogener Schädigung ist fehlerhafte intramuskuläre Injektion ins Gesäß. Der N. ischiadicus teilt sich manchmal bereits sehr weit proximal in seine beiden Anteile, den N. peronaeus und N. tibialis. Durch eine fehlerhafte intramuskuläre Injektion ins Gesäß kann deshalb auch einmal nur der N. peronaeus betroffen sein. Etwa 10% der Patienten haben nicht den bekannten Sofortschmerz und die Parästhesien im Verlaufe des/der Nerven, und auch die Schwäche braucht erst mit Latenz aufzutreten. Diese Fälle sind forensisch häufig sehr umstritten. Der Arzt wird behaupten, daß die Heberschwäche durch den Krankheitszustand verursacht ist, den er mit seiner Injektion behandeln wollte. Dieser Krankheitszustand ist in den meisten Fällen eine lumbale Wurzelschädigung. Man kann auf einfache Weise zwischen einer Läsion auf dem Niveau der lumbalen Nervenwurzeln und im peripheren Verlauf des N. ischiadicus unterscheiden. Die unteren lumbalen Nervenwurzeln führen keine sympathischen Fasern für die Innervation der Schweißdrüsen. Diese sympathischen Fasern verlassen das Rückenmark nicht weiter kaudal als im Segment L2, und sie gesellen sich dem N. ischiadicus erst bei seinem Verlauf durch das Becken bei, von wo sie dann gemeinsam mit den somatischen Fasern zur Peripherie ziehen. Fehlendes Schwitzen im Versorgungsgebiet des N. ischiadicus oder eines seiner Äste zeigt eindeutig eine periphere Läsion an.

18.1.5 Lateraler lumbaler Bandscheibenvorfall. Einseitige Fußheberschwäche kann einen lateralen lumbalen Bandscheibenvorfall anzeigen. Dieser setzt nicht immer plötzlich und unter Schmerzen ein. Lendensteife und ein positives Zeichen von Lasègue sind wichtig, wenn sie vorhanden sind, aber beides kann fehlen. Wenn nur die 5. lumbale Wurzel betroffen ist, kann der Achillessehnenreflex auslösbar bleiben. Die muskuläre Versorgung der 5. Lendenwurzel ist nicht identisch mit der des N. peronaeus. Man kann die Unterscheidung also auf der Grundlage einer sorgfältigen Untersuchung, am besten auch im EMG, und gewisser anatomischer Kenntnisse treffen.

18.1.6 Diabetische und alkoholische Neuropathie. Es gibt auch Fälle von Polyneuropathie, bei denen der Patient als auffälliges Symptom eine einseitige Fußheberschwäche hat, während die Beteiligung anderer Nerven subklinisch bleibt. Typische Beispiele sind die diabetische und die alkoholbedingte Polyneuropathie. Gewöhnlich findet man aber doch abgeschwächte Achillessehnenreflexe und in der elektrophysiologischen Untersuchung die Zeichen einer generalisierten Nervenschädigung (axonal, Markscheidentyp oder gemischt).

18.1.7 Syndrom der A. tibialis anterior. Dies ist eine ischämische Schädigung der langen Fuß- und Zehenextensoren (M. tibialis anterior und extensor digitorum communis).

Sie liegen in einem engen Kompartiment, das dorsal von der Vorderseite der Tibia und ventral von einer straffen Faszie begrenzt wird. Ein embolischer oder thrombotischer Verschluß der A. tibialis anterior führt zur ödematösen Schwellung dieser Muskeln. Da die Faszie nicht nachgibt, komprimiert die Schwellung die Kapillaren und führt so eine ischämische Nekrose der Muskeln und auch des N. peronaeus profundus herbei. Ein ähnlicher Mechanismus kann durch abnorme Belastung dieser Muskeln beim Fußballspielen oder bei sehr langen Märschen in Gang gesetzt werden.

Die wichtigsten Symptome sind schmerzhafte Schwellung der prätibialen Region, gefolgt von Schwäche der Fußhebung, die in wenigen Stunden komplett wird. Gewöhnlich fehlt der Puls der A. dorsalis pedis. Die Diagnose sollte vor dem Einsetzen der Muskellähmung gestellt werden, weil die einzige wirksame Therapie eine rechtzeitige großzügige Durchtrennung der Faszie ist, welche die Kompression beseitigt.

18.2 Zentrale Verursachung

Die zentrale Fußheberschwäche zeigt eine umschriebene kortikale oder subkortikale Läsion an.

18.2.1 Ischämischer Infarkt und Hirntumor. Akutes Einsetzen ist verdächtig auf einen ischämischen Infarkt. Chronische Entwicklung spricht mehr für einen Hirntumor. Das Blutdruckniveau kann die Diagnose in die Irre leiten, weil hypertensive Patienten natürlich auch primäre oder metastatische Hirntumoren bekommen. Auf der anderen Seite fehlen bei kleinen umschriebenen Hirntumoren die gewohnten typischen Symptome wie Kopfschmerzen und psychopathologische Veränderungen. Man muß also beide Möglichkeiten berücksichtigen und den Patienten mit bildgebenden Verfahren untersuchen. Die Unterscheidung zwischen vaskulären und neoplastischen Läsionen ist dabei gewöhnlich leicht zu treffen. Das EEG trägt nicht zur Differentialdiagnose bei.

18.2.2 Postparoxysmale Parese. Jede vorübergehende Schwäche kann postparoxysmal entstanden sein, während der partielle oder generalisierte Anfall unbemerkt geblieben ist. Die CPK im Serum ist häufig, aber nicht immer erhöht. Fokale Zeichen während oder nach einem Anfall sollen Anlaß zu einer gründlichen Suche nach einer raumfordernden oder vaskulären Hirnläsion sein. Hier können fokale paroxysmale Abläufe im EEG wichtige diagnostische Hinweise geben.

19 Einseitige Hirnnervenlähmungen

Einseitige Lähmungen von Hirnnerven, die eine enge topographische Nachbarschaft haben, zeigen neoplastische oder entzündliche Krankheiten der Schädelbasis an. Die Kenntnis der Lokalisation ist sehr hilfreich bei der Diagnose der zugrundeliegenden Krankheiten. Die ätiologische Diagnose verlangt den Einsatz bildgebender Verfahren, meist der Computertomographie in Weichteil- und/oder Knochentechnik.

19.1 Syndrom der vorderen Schädelgrube

Ein Krankheitsprozeß in der vorderen Schädelgrube kann den Tractus olfactorius (das heißt: das 2. Neuron) und den N. opticus lädieren. Einseitiger Verlust des Geruchsvermögens (Anosmie) wird von dem Patienten gewöhnlich nicht spontan bemerkt, im Gegensatz zur doppelseitigen Anosmie, welche die synästhetische Wahrnehmung des Geschmacks von Speisen und Getränken stark einschränkt oder aufhebt. Dasselbe gilt in vielen Fällen für monokuläre Sehstörungen. In der Regel ist es die Veränderung in der Persönlichkeit des Patienten, die dazu führt, daß die Familie den Rat des Arztes sucht. Dem Untersucher wird auffallen, daß der Patient in der Spontaneität vermindert ist, emotional flach, manchmal euphorisch. In diesem Stadium ist eine Optikuspapille bereits abgeblaßt, und das monokuläre Sehen kann auf diesem

Auge stark vermindert bis aufgehoben sein. Belichtung des betroffenen Auges führt nicht mehr zur konsensuellen Pupillenverengung auf der Gegenseite, während das betroffene Auge normale Pupillenreaktionen zeigt, wenn das gesunde Auge belichtet wird. Auf der betroffenen Seite ist das Geruchsvermögen vermindert bis aufgehoben.

In den meisten Fällen wird das Syndrom durch einen Hirntumor hervorgerufen, gewöhnlich von einem Meningeom an der Basis der vorderen Schädelgrube.

19.2 Keilbeinflügelsyndrom

Tumoren des Keilbeinflügels, in der Mehrzahl Meningeome, führen zu einer sehr charakteristischen Kombination von Beschwerden und Symptomen. Die Patienten klagen über fortgesetzten einseitigen Kopfschmerz in der Temporalregion oder in der Augenhöhle. Sie haben manchmal einen nicht pulsierenden Exophthalmus, den man leicht dadurch feststellen kann, daß man zwei Spatel horizontal auf die geschlossenen Augen legt. Auf der betroffenen Seite tritt der Spatel deutlich hervor.

Die Nerven, die durch Fissura orbitalis cerebralis verlaufen, sind gelähmt. Das heißt: man kann eine Lähmung der Nerven Oculomotorius, Trochlearis und Abduzens finden, ferner Gefühlsstörungen im Versorgungsbereich des Ramus ophthalmicus des Trigeminusnerven. Entsprechend hat der Patient Doppeltsehen in verschiedenen Richtungen. Die Bewegungen des betroffenen Bulbus sind stark eingeschränkt. Der Kornealreflex ist vermindert oder fehlt, und man findet eine Herabsetzung der Berührungs- und Schmerzempfindung auf der gleichseitigen Stirn und auf dem Nasenrücken.

19.3 Foster-Kennedy-Syndrom

Obwohl viele Studenten das Foster-Kennedy-Syndrom brav gelernt haben, trifft man es in der medizinischen Praxis nur selten an. Es soll in folgender Symptomkombination bestehen: ipsilaterale Atrophie des N. opticus und kontralaterale Stauungspapille. Das Syndrom soll typisch sein für ein mediales Keilbeinflügelmeningeom.

19.4 Syndrom der Orbitaspitze

Dieses Syndrom hat praktische Bedeutung. Man findet eine primäre Atrophie des N. opticus mit scharf begrenzter Optikusatrophie. Zusätzlich können, in variabler Kombination, alle Nerven gelähmt sein, die durch die Fissura orbitalis cerebralis verlaufen und die im Abschnitt 19.2 genannt sind. Der Ramus maxillaris des N. trigeminus verläßt die Schädelbasis durch das Foramen rotundum, der Ramus mandibularis durch das Foramen ovale. Es kann durch venöse Abflußbehinderung auch zu Stauungszeichen am ipsilateralen Auge kommen.

Man sieht das Syndrom bei entzündlichen (z. B. Tolosa-Hunt-Syndrom, s. S. 42) und neoplastischen (primären und metastatischen) Läsionen.

19.5 Cavernosus-Syndrom

Auch im Sinus cavernosus können alle drei Augenbewegungsnerven von Krankheitsprozessen betroffen werden. Ebenfalls kommt es zu einer Sensibilitätsstörung im ersten Ast des N. trigeminus. Der N. opticus bleibt aber frei. Am Auge kann man Zeichen der venösen Stauung feststellen.

Das Syndrom kann mannigfache Ursachen haben: infraklinoidales Meningeom, infraklinoidales Aneurysma der A. carotis interna, Thrombose des Sinus cavernosus, spontane oder traumatische Carotis-cavernosus-Fistel. Man beobachtet die Symptomkombination auch bei Tolosa-Hunt-Syndrom, einer granulomatösen Entzündung, die günstig auf Corticosteroid-Therapie reagiert (s. S. 42).

19.6 Gradenigo-Syndrom

Das Syndrom ist lokalisatorisch sehr wertvoll, jedoch selten. Entzündliche, seltener neoplastische Affektionen der Felsenbeinspitze können zu einseitigen Lähmungen der Nerven Trigeminus, Abduzens und Fazialis führen.

19.7 Kleinhirnbrückenwinkelsyndrom

Man kann das Syndrom des Kleinhirnbrückenwinkels nicht zutreffend als statische Symptomkombination beschreiben. Vielmehr muß man die sehr charakteristische Entwicklung der Symptome berücksichtigen, die immer eine raumfordernde Läsion (Akustikusneurinom, Meningeom, Epidermoidzyste) anzeigen. Gewöhnlich ist das erste Symptom eine Beeinträchtigung des Hörvermögens für höhere Frequenzen, die man z. B. beim Telefonieren bemerkt. Als nächstes stellt sich ein Ohrgeräusch ein. Schwindel ist selten. Wenn er auftritt, wird er als unsystematische Unsicherheit, nicht als anfallsweiser Drehschwindel, wie bei der Menièreschen Krankheit, erlebt.

Nystagmus ist häufig. Im Anfangsstadium schlägt er in Richtung auf das gesunde Ohr, wie es für eine akute periphere Labyrinthschädigung charakteristisch ist. In fortgeschrittenen Stadien der Krankheit führt Druck auf die Formatio reticularis der Brücke zu einem zentralen, und zwar zum Blickrichtungsnystagmus.

Als nächstes werden der Ramus ophthalmicus und maxillaris des N. trigeminus befallen: der Kornrealreflex erlischt, und die Patienten haben eine Gefühlsstörung und/oder Schmerzen in der Wangenregion. Regelmäßig kommt es zur Fazialisparese. Manche Patienten bekommen durch Irritation des Nerven einen Spasmus facialis (s. Kapitel 24). Läsion des N. abducens führt zu Doppelbildern, die beim Blick in Richtung auf die Seite der Läsion zunehmen. Druck auf die Brücke führt zur ipsilateralen lokomotorischen Hemiataxie. In diesem Stadium haben die Patienten starke Kopfschmerzen, und sie können die in Kapitel 1 beschriebene Seitwärtsneigung des Kopfes zur Seite der Läsion hin zeigen (vestibular tilt).

19.8 Syndrom des Foramen jugulare

Jeder Krankheitsprozeß in der Gegend des Foramen jugulare beeinträchtigt die Funktionen der Nerven Glossopharyngicus, Vagus und Hypoglossus. Der Glossopharyngikus ist praktisch ein rein sensorischer Nerv. Der geringe motorische Anteil kann vernachlässigt werden. Die Patienten haben eine Hypästhesie in der Gaumen- und Pharynxregion oder sie haben Anfälle von Glossopharyngikusneuralgie. Diese seltene Neuralgie besteht in anfallsweisen Schmerzen in der Gegend der Tonsillen oder im Mittelohr, die sich in Richtung auf den Pharynx ausdehnen. Die Attacken sind manchmal von Husten begleitet und werden durch Schlucken, Sprechen oder Trinken kalter Getränke ausgelöst. Die Vaguslähmung ist gewöhnlich komplett, d.h. die Patienten haben nicht nur eine rauhe Stimme infolge Lähmung des Ramus recurrens, sondern auch eine Gaumensegellähmung, die es ihnen erschwert, Laute hervorzubringen, welche den Abschluß der Nase gegen den Rachenraum verlangen, wie beispielsweise „M“ und „N“.

Getränke werden durch die Nase regurgitiert. Die einseitige Hypoglossusparese beeinträchtigt das Schlucken ebenfalls. Das Sprechen wird bulbär-dysarthrisch. Beim Herausstrecken weicht die Zunge zur Seite der Läsion ab, weil sie durch den nicht gelähmten M. genioglossus zur gelähmten Seite hinübergedrückt wird. In der Ruheposition ist sie zur gesunden Seite verlagert. In fortgeschrittenen Stadien beobachtet man Hemiatrophie der Zunge mit Fibrillationen. Das Syndrom wird durch metastatische Tumoren oder durch die seltenen Tumoren des Glomus jugulare hervorgerufen.

19.9 Syndrom des okzipito-zervikalen Übergangs

Metastatische Tumoren oder Mißbildungen des okzipito-zervikalen Übergangs führen zu einer Kombination von Hirnnervenlähmungen und Beschwerden, die auf die Medulla oblongata und den obersten Abschnitt des Rückenmarks zurückzuführen sind. Von den Hirnnerven werden die Nerven Glossophargyngikus, Vagus, Akzessorius (ipsilaterale Lähmung des Sternokleidomastoideus und des oberen Abschnitts des M. trapezius) und Hypoglossus ergriffen. Zusätzlich findet man Symptome und Beschwerden, die eine Beteiligung der langen Bahnen des Rükkenmarks (Pyramidenbahnen und Hinterstränge) anzeigen: Taubheitsgefühl und Parästhesien in den distalen Abschnitten der Beine und Arme und eine zentrale Parese der Hände und Füße.

19.10 Garcin-Syndrom

Maligne Tumoren des Epipharynx wachsen von außen durch die Schädelbasis in die Schädelhöhle. Sie führen auf diese Weise zur einseitigen Lähmung benachbarter Hirnnerven, die nicht einem der Syndrome entspricht, die oben beschrieben sind. Diese Symptomkombination wurde zuerst durch den französischen Neurologen Garcin beschrieben. Man findet Paresen und subjektive Symptome von seiten der Nerven Trigeminus (sensibel und motorisch), Fazialis, Akustikus, Glossopharyngikus, Akzessorius und Hypoglossus. Das klinische Bild ist sehr charakteristisch. Bildgebende Verfahren zeigen eine Destruktion der Schädelbasis. Inspektion des Epipharynx kann den lokal wachsenden Tumor zeigen. Biopsie und Liquoruntersuchung führen über positive histologische und zytologische Befunde zur Diagnose.

20 Einseitige Krämpfe in den Gliedmaßen oder im Gesicht ohne Bewußtseinsstörung

20.1 Jackson-Anfälle und andere fokale Anfälle

Wenn ein Patient über einseitige Anfälle berichtet, ist es die erste Frage, ob er schon früher gleichartige Anfälle hatte. Der nächste Schritt ist zu erfahren, ob die Anfälle motorisch, sensibel oder sensomotorisch waren. Motorische Anfälle können tonisch oder klonisch sein oder können mit einer kurzen tonischen Phase beginnen, die von einer klonischen Phase gefolgt ist. Es ist sehr wichtig herauszufinden, ob sich die Krämpfe nach Art des Jacksonschen „march of convulsion" ausgebreitet haben. Hierunter versteht man ein langsames Fortschreiten von klonischen Zukkungen oder Parästhesien gewöhnlich in Richtung von distalen zu proximalen Abschnitten der Gliedmaßen. Wenn der Arm betroffen ist, können die motorischen oder sensiblen Phänomene sich auf das Gesicht oder auf das gleichseitige Bein ausbreiten, während der Rumpf gewöhnlich ausgespart bleibt. Viele Patienten können die Ausbreitung der Zuckungen oder Parästhesien gut beschreiben, aber nur wenige können angeben, wie der Anfall nach einigen Minuten endet. Manchmal, keineswegs immer, schließt sich eine postparoxysmale Parese an, die in Schwäche und Ungeschicklichkeit des betroffenen Körpergliedes für eine Zeit von Minuten bis zu einer halben Stunde besteht. Die postparoxysmale Parese kann sich auch an einen rein sensiblen Jackson-Anfall anschließen. Nach Beendigung des Anfalls und der postparoxysmalen Parese hat der Patient gewöhnlich nur minimale Beschwerden oder neurologische Symptome oder er ist symptomfrei. Er wird deshalb oft nicht zum Arzt gehen, sondern den Anfall als ein triviales Ereignis abtun.

Die Differentialdiagnose der Jackson-Anfälle erstreckt sich in erster Linie auf raumfordernde Läsionen, arterio-venöse Mißbildungen und zerebrale Sinusthrombose. Es ist deshalb nötig, den Patienten mit bildgebenden Verfahren, auch nach Gabe von Kontrastmittel zu untersuchen. Häufig wird eine Angiographie notwendig sein. Natürlich kann auch jede andere umschriebene Läsion in der Gegend des senso-motorischen Kortex, auch eine traumatische Hirnnarbe, Jackson-Anfälle auslösen. Die Anamnese muß deshalb sehr weit zurückverfolgt werden.

Man muß wissen, daß bei der Migraine accompagnée auch rein sensible Jackson-Anfälle auftreten können. An die Migräne muß man denken, wenn die Symptome nur sensibel und nicht motorisch sind, wenn sie länger als 10 Minuten, manchmal selbst Stunden andauern und wenn sie von Kopfschmerzen gefolgt sind. Die Diagnose liegt nahe, wenn sensible Jackson-Anfälle von einem jungen Erwachsenen geklagt werden, der selbst Migräne hat und/oder in dessen Familie Migräne vorkommt, zumal dann, wenn die betroffene Körperseite von einem zum anderen Anfall wechselt. Diese Patienten haben gewöhnlich einen sehr ausgeprägten EEG-Herd, während das Computertomogramm normal ist.

Die angegebenen differentialdiagnostischen Erwägungen treffen auf alle Arten fokaler Anfälle zu, mit Ausnahme der Migräne, bei der nur sensible Jackson-Anfälle bekannt sind.

20.2 Epilepsia partialis continua

Fortgesetzte Zuckungen in einzelnen Muskeln oder in sehr umschriebenen Gruppen von Muskeln, beispielsweise M. triangularis oder M. orbicularis oculi im Gesicht oder in den Flexoren des Daumens, Zuckungen, die für Stunden oder Tage bei klarem Bewußtsein des Patienten andauern, werden Epilepsia partialis continua oder Kojewnikow-Epilepsie genannt. Diese Anfallsart wird durch eine sehr umschriebene morphologische Veränderung oder durch eine Stoffwechselveränderung des Gehirns hervorgerufen. In erster Linie soll man nach einer kleinen raumfordernden Läsion suchen oder nach einer Meningeosis carcinomatosa. Enzephalitis ist eine seltene Ursache. Unter den Stoffwechselstörungen sind Entgleisungen des Glucosestoffwechsels am wichtigsten. Häufige Ursachen sind sowohl die Hypoglykämie als auch die nicht ketotische hyperosmolare Stoffwechselentgleisung, die nicht notwendig ein Koma auslösen muß. Notwendige Zusatzuntersuchungen sind EEG, Liquoruntersuchung einschließlich zytologischer Zelldifferenzierung, breit angelegte Laboruntersuchungen und CCT mit Kontrastmittel.

20.3 Schlaganfall

Schlaganfälle von kortikaler oder subkortikaler Lokalisation können durch fokale Anfälle eingeleitet werden. Auf der anderen Seite kann die fluktuierende Symptomatik einer Lakune im Thalamus oder anderswo in den sensiblen Bahnen einen fokalen sensiblen Anfall imitieren. Die Unterscheidung kann rein klinisch schwierig bis unmöglich sein, wenn die Symptome sich rasch wieder zurückbilden. Man kann die postparoxysmale Parese klinisch nicht von der Schwäche bei einem sehr umschriebenen ischämischen Insult unterscheiden. Die Patienten müssen mit Zusatzuntersuchungen wie EEG, Dopplersonographie und mit bildgebenden Verfahren gründlich untersucht werden.

20.4 Paroxysmale Choreoathetose

Diese seltenen unwillkürlichen Bewegungen ergreifen einen Arm oder ipsilateral Arm und Bein, ohne daß das Bewußtsein getrübt wird. Sie sind nicht tonisch-klonisch, sondern choreoathetotisch, d. h., der Patient führt langsame, drehende, streckende und willkürlich nicht imitierbare Bewegungen aus, die durch Willkürbewegungen oder auch schon den Ansatz dazu ausgelöst werden. Die Anfälle treten gewöhnlich zum ersten Mal bereits in der Kindheit auf. Häufig sind sie auch bei anderen Familienmitgliedern bekannt. Die Anfälle können sich bis zu 100mal am Tag wiederholen. Das EEG ist während der Anfälle normal. Dennoch sprechen die Anfälle gut auf orale oder intravenös gegebene antiepileptische Substanzen an. Einige Patienten (nicht mehr als 10%) haben auch Grand mal-Anfälle, andere Patienten entwickeln eine multiple Sklerose. Nosologisch werden diese Bewegungsstörungen heute den Dystonien zugerechnet.

20.5 Psychogene einseitige Anfälle

Diese Anfälle sind nicht selten, und sie sind vor allem motorisch. Die Diagnose kann nur durch Beobachtung eines Anfalls gestellt werden. Dabei sieht man, daß der Patient weder tonisch-klonische, noch choreoathetotische Bewegungen ausführt, sofern er diese Art von Anfällen nicht bei anderen Personen selbst beobachtet hat. Gewöhnlich haben die Anfälle expressive Züge und sie laufen nicht stereotyp gleichartig, sondern variabel ab, oder sie behindern jeglichen Gebrauch des Körpergliedes, etwa durch simultane Innervation von Flexoren und Extensoren. Das Fehlen einer Bewußtseinstrübung ist kein differentialdiagnostisches Kriterium, weil (fast) alle fokalen Anfälle ohne Bewußtseinsstörung ablaufen. Diese Patienten müssen nicht dem Stereotyp der „hysterischen Persönlichkeit" entsprechen. Man wird auch nicht leicht persönliche Konflikte erfahren, ohne daß man den Patienten sehr gut kennt. Das EEG ist während der Anfälle normal.

21 Einseitiger Visusverlust

Ob der einseitige Visusverlust abrupt oder langsam chronisch einsetzt: der Patient wird zunächst den Augenarzt aufsuchen. Wie bei der akuten Blindheit, ist die Krankheitsursache aber in der Mehrzahl der Fälle neurologisch, so daß die Konsultation des Augenarztes ohne greifbares Ergebnis bleiben kann.

21.1 Akutes Auftreten

21.1.1 Amaurosis fugax. Bei älteren Patienten ist die häufigste Ursache eines akuten einseitigen Visusverlustes die sogenannte Amaurosis fugax. Ohne Vorwarnung erlebt der Patient einen einseitigen Visusverlust oder eine Trübung oder Verdunkelung des Sehfeldes auf einem Auge. Die Amaurose oder Amblyopie dauert zwischen einigen Minuten und einem halben Tag. Die Routineuntersuchung beim Augenarzt wird gewöhnlich erst dann ausgeführt, wenn der Visus sich wiederhergestellt hat und ergibt dann keine Besonderheiten außer gewissen arteriosklerotischen Veränderungen der Retinagefäße, die in diesem Alter nicht selten sind. Gewöhnlich erhält der Patient neue Brillengläser und die Versicherung, daß an seinen Augen kein beunruhigender Krankheitszustand vorliegt.

In mehr als 90% der Fälle beruht die Amaurosis fugax auf einer Embolisierung in die A. ophthalmica und von da in die A. centralis retinae. Ausgangspunkt der Embolisierung ist meist ein ulzeriertes Plaque der ipsilateralen A. carotis interna am Hals.

Der Embolus führt zur Ischämie der Retina und zu einem Zusammenbruch der Sehfunktionen. Die Emboli werden normalerweise vom Blutstrom in die Peripherie der Retina gespült, wo sie durch die körpereigene Lyse aufgelöst werden, so daß es nur zu einer Störung des Funktionsstoffwechsels und daher zu einer raschen Wiederherstellung der Sehfunktionen kommt.

Im akuten Stadium kann man diesen Verlauf entweder an kollabierten Retinaarterien oder durch Fluoreszenzangiographie beobachten. Dabei kann man den Transport des Embolus zur Retinaperipherie verfolgen. Diese Untersuchung wird aber nur selten akut verfügbar sein.

Attacken von Amaurosis fugax sind in etwa 30% der Fälle innerhalb der nächsten Jahre von einem vollendeten Schlaganfall gefolgt. Es ist dehalb von größter Bedeutung, daß der Augenarzt und der Hausarzt die gefährliche Situation erkennen. Ultraschalluntersuchung der Halsgefäße und Carotisangiographie sind die Untersuchungen der Wahl. Die ulzerierte Stenose an der A. carotis sollte ohne Verzögerung operiert werden.

Auf der anderen Seite gibt es eine Arterienkrankheit, die sogenannte fibromuskuläre Dysplasie, die neurologische Symptome der gleichen Art bei jüngeren Patienten hervorrufen kann, bei denen man noch keine Arteriopathie vermutet. Schließlich gibt es traumatische und auch spontan entstandene Dissekate der A. carotis, die ebenfalls lange vor dem „Arterioskleroseälter" Quelle von Embolien sein können. Diese Gefäßläsionen werden durch sonographische und angiographische Untersuchung diagnostiziert. Das Risiko der zerebralen Embolisierung ist bei Dissekaten besonders groß.

21.1.2 Ophthalmische Migräne. Bei jüngeren Personen kann ein Anfall von ophthalmischer Migräne zu ähnlichen Symptomen führen. Wie in Kapitel 4 ausgeführt, kann in seltenen Fällen bei Migräne der Kopfschmerz gering ausgeprägt sein und der Aufmerksamkeit entgehen, besonders wenn die Amaurose als alarmierendes Symptom im Vordergrund steht. Die Ultraschalluntersuchung der extrakraniellen Zubringerarterien ergibt einen Normalbefund.

21.2 Subakute oder chronisch-progressive Entwicklung

21.2.1 Optikusneuritis und retrobulbäre Neuritis. Subakuter einseitiger Visusverlust bei jüngeren Personen, der nicht von Kopfschmerz begleitet ist und bei dem die Ultraschalluntersuchung normale Befunde ergibt, ist dringend auf Neuritis nervi optici verdächtig. Entsprechend dem Schweregrad der Optikuserkrankung ist der Patient monokulär blind, was sehr selten ist, oder er berichtet Trübesehen und/oder die Unfähigkeit, feine Druckschrift zu lesen. Dieses Phänomen beruht auf Affektion des makulo-papillären Bündels des N. opticus. Wenn man eine Papillenschwellung sieht, könnte man einen Hirntumor vermuten. Stauungspapille führt jedoch nicht zu einer Visusminderung, ganz im Gegensatz zur Optikusneuritis, wo die Visusminderung ein Frühsymptom ist. Bei der retrobulbären Neuritis spielt sich der entzündliche Prozeß im retro-orbitalen Teil des Nerven ab, wie der Name bereits sagt. Entsprechend sind die ophthalmoskopischen Befunde im akuten Stadium normal. Im Medizinerjargon sagt man: der Patient sieht nichts, und der Doktor sieht auch nichts. Bei der Registrierung der visuellen Reaktionspotentiale kann man die Funktionsstörung des N. opticus gut nachweisen. Die Optikusneuritis oder die retrobulbäre Neuritis ist in etwa 30% der Fälle ein Vorpostensymptom der multiplen Sklerose. Sie tritt auch im späteren Verlauf der Krankheit auf, auch wiederholt. Wenn die multiple Sklerose bekannt ist, stellt die Optikusneuritis keine diagnostische Aufgabe dar. Wenn nicht, sollte man sorgfältig nach typischen Symptomen der Krankheit fahnden (s. Kapitel 41). In diesem Fall muß auch das volle Programm der elektrophysiologischen Untersuchungen angewendet werden: bilaterale Untersuchung der visuellen Reaktionspotentiale, Blinkreflex, akustische und somato-sensible Reaktionspotentiale nach Stimulation des N. medianus und des N. tibialis. Auch die Leitungsmessung in den motorischen Bahnen nach transkranieller Magnetstimulation trägt viel zur Diagnose bei. Auf diese Weise überprüft man die Fasersysteme, die am häufigsten von der multiplen Sklerose betroffen sind.

Wenn die Optikusneuritis im Anfangsstadium der MS auftritt, kann die Suche nach multipler Lokalisation von Funktionsstörungen erfolglos bleiben. Aus Gründen, die in Kapitel 6 erörtert werden, halte ich eine Routineuntersuchung des Liquors unter diesen Umständen nicht für notwendig. Je jünger die Patienten sind, um so größer ist die Wahrscheinlichkeit, daß sie später eine multiple Sklerose bekommen.

21.2.2 Ischämische Retinopathie. Bei Patienten in höherem Lebensalter kann eine ischämische Schädigung des N. opticus und der Retina ähnliche Beschwerden und Symptome hervorrufen. Der Nachweis der beeinträchtigten Perfusion der Retinaarterien ist gut mit der Fluoreszenzangiographie zu führen. Bei der ischämischen Ophthamopathie findet man eine hochgradige Stenose der ipsilateralen A. carotis interna am Hals und Gefäßneubildungen in der Iris (Rubeosis iridis). Nach unseren Kriterien ist dann eine Carotisangiographie und u. U. ein extra-intrakranieller Bypass angezeigt.

21.2.3 „Tabak-Alkohol-Amblyopie" (Vitamin B_{12}-Mangel). Die sogenannte Tabak-Alkohol-Amblyopie kann mit einem Nachlassen der Sehkraft auf einem Auge beginnen. Später werden beide Augen betroffen. Die alte Bezeichnung ist irreführend. Die Ursache der Krankheit ist weder die toxische Wirkung des Zyanid im Tabak noch die des Alkohols, sondern ein Mangel an Vitamin B_{12}. Ein Mangel an Vitamin B_{12} ist häufig, obwohl nicht in erster Linie, bei chronischem Alkoholabusus mit Atrophie der Schleimhaut des oberen Dünndarms zu finden. Da schwere Trinker nicht selten auch schwere Raucher sind (der umgekehrte Schluß ist nicht zulässig), hatte man die beiden toxischen Agentien vorher irrtümlich als Ursache der Optikusstörung angesehen.

Anamnese und Untersuchung sollten sich dennoch auf die Zeichen des Alkoholabusus konzentrieren (s. Kapitel 36). Häufige Befunde sind handschuh- und strumpfförmige Gefühlsstörungen, Fehlen der Achilles- und Patellarsehnenreflexe und der elektrophysiologische Nachweis der Demyelinisierung hauptsächlich im Rückenmark. Man findet eine erhebliche Verzögerung der somatosensorischen Reaktionspotentiale bei geringer beeinträchtigter peripherer Nervenleitgeschwindigkeit. Der Mangel an Resorption von Vitamin B_{12} wird durch die Untersuchung des Blutspiegels und der Urinausscheidung im Schilling-Test nachgewiesen.

21.2.4 Tumor. Verschiedene Tumoren der vorderen Schädelgrube können zu einem fortschreitenden, einseitigen Visusverfall führen. Bei jüngeren Personen liegt dann häufig ein Optikusgliom vor. In diesen Fällen ergibt die Anamnese über den Visusverlust hinaus keine Besonderheiten. Häufig klagen die Kinder noch nicht einmal über Kopfschmerzen. Die Röntgennativaufnahmen können eine Erweiterung des Canalis opticus zeigen. Bildgebende Verfahren stellen den Tumor dar.

Bei erwachsenen Patienten kommt eine Reihe von Tumoren in Frage, die in der vorderen Schädelgrube wachsen oder sich dorthin erstrecken. In der Anamnese erfährt man häufig zusätzlich zu dem Visusverlust von einer Persönlichkeitsveränderung. Die Patienten vernachlässigen sich selbst, ihre Familie und ihre Arbeit. Das Feld ihrer Interessen engt sich ein. Ihre Freunde bemerken einen Verlust an Initiative und an emotionalen Reaktionen. Es ist immer wieder erstaunlich, bis zu welchem Ausmaß diese Persönlichkeitsveränderungen gesellschaftlich toleriert werden. Sie führen sehr selten zu einer Vorstellung beim Arzt und werden gewöhnlich auch nicht spontan berichtet, sondern man muß danach fragen.

Bei der neurologischen Untersuchung findet man eine abgeblaßte Optikuspapille mit verminderter ipsilateraler und kontralateraler Lichtreaktion, während die Lichtreaktion auf dem befallenen Auge erhalten ist, wenn das gesunde Auge beleuchtet wird. Ein anderes Symptom der vorderen Schädelgrube ist einseitige Anosmie, die, wie in Kapitel 19 ausgeführt, Geruchs- und Geschmacksvermögen subjektiv nicht verändert und nach der man deshalb durch spezielle Untersuchungen fahnden muß. Bildgebende Verfahren und Angiographie klären die Diagnose.

22 Erster epileptischer Anfall im Erwachsenenalter

22.1 Entzugssyndrom (Alkohol oder Medikamente)
22.2 Hirntumor
22.3 Hirnabszeß
22.4 Hirntrauma
22.5 Virusenzephalitis
22.6 Gefäßmißbildung
22.7 Zerebrale Sinusthrombose
22.8 Meningeosis carcinomatosa
22.9 Metabolische Enzephalopathie und andere extrazerebrale Krankheiten
22.10 Multiple Sklerose

Als Faustregel kann gelten, daß epileptische Anfälle aller Formen, die in der Kindheit oder im Jugendalter auftreten, wahrscheinlich der sogenannten idiopathischen oder genuinen Epilepsie zuzuordnen sind. Ein erster Anfall im Erwachsenenalter muß Anlaß sein, gründlich nach einer organischen, toxischen oder metabolischen Hirnkrankheit oder nach einer extrazerebralen Krankheit zu suchen, die zu Anfällen führen kann. Die Schwäche dieser Regel liegt darin, daß selbst in der Kindheit und selbst dann, wenn eine erbliche Belastung mit Epilepsie vorliegt, die Ursache der Anfälle eine organische Hirnläsion sein kann, z. B. eine arteriovenöse Mißbildung oder eine perinatale Hirnschädigung. Epilepsie entsteht bekanntlich multifaktoriell. Wir haben es uns deshalb zur Regel gemacht, daß jeder epileptische Patient einmal in seinem Leben eine CT-Untersuchung mit Kontrastmittel erhalten soll. Die bildgebenden Verfahren sind besonders wichtig bei fokalen Anfällen, die nur zu 3 bis 5% ohne organisches Substrat sind oder dann, wenn der Anfallstyp sich im Verlauf einer Epilepsie verändert.

Nach dem ersten Anfall im Erwachsenenalter muß man die Krankheiten, die in der Tabelle aufgeführt sind, nachweisen oder ausschließen. Das verlangt wiederholte Untersuchungen des Patienten, wenn die erste Untersuchung ohne positiven Befund geblieben ist. Um die Darstellung knapp zu halten, spreche ich in den weiteren Abschnitten nur von Grand mal-Anfällen. Alles was gesagt wird, trifft aber auch auf partielle oder komplexe partielle, d. h. auf fokale und psychomotorische Anfälle zu.

Als erstes muß man natürlich sicherstellen, daß der Anfall wirklich epileptisch war. Sehr häufig lief er aber ohne Augenzeugen ab, oder der Arzt erhält nur eine sehr vage Beschreibung, weil der Beobachter zu aufgeregt war, um sich wichtige Details zu merken. Wie im Kapitel 30 ausgeführt, sind Zungenbiß oder Lippenbiß, Urinabgang oder eine Erhöhung der CPK im Serum zwar wertvolle positive Hinweise, sie fehlen aber oft, und das EEG kann lediglich unspezifisch allgemein verändert sein. In Zweifelsfällen soll man davon ausgehen, daß dieser Patient einen epileptischen Anfall hatte und die Suche nach der Ursache vorantreiben.

22.1 Entzugssyndrom (Alkohol oder Medikamente)

Die häufigsten Ursachen sind Alkohol oder sedierende Medikamente. Entzugskrämpfe setzen voraus, daß die toxische Substanz in größeren Dosen über eine längere Zeit eingenommen wurde. Was eine größere Dosis und eine längere Zeit ist, variiert bei den einzelnen Individuen erheblich. Dies ist einer der Gründe dafür, daß die Anamnese gewöhnlich im dunkeln bleibt. Man muß auch berücksichtigen, daß die regelmäßige Zufuhr von Alkohol und Medikamenten heute in einem erstaunlichen Ausmaß sozial akzeptiert ist, so daß diese Tatsachen dem Arzt nicht mitgeteilt werden. Er muß sich deshalb mehr auf seine eigene Beobachtung verlassen.

Ein sehr wertvolles Symptom ist ein feiner Tremor der ausgestreckten Finger und Hände. Viele Patienten berichten, daß dieser Tremor am Morgen in seiner Amplitude (nicht in der Frequenz) zunimmt. Der Grund ist die Abstinenz während der Nacht. Der Tremor nimmt dann während des Tages wieder ab, während die toxische Substanz zugeführt wird. Der familiäre oder „essentielle“ Tremor nimmt auch nach Alkoholzufuhr ab, aber die Tremorexkursionen sind grober, und der Tremor manifestiert sich zu zwei Prädilektionszeiten: in der Adoleszenz und um das sechzigste Lebensjahr (s. S. 206). Das EEG ist beim Alkoholabusus normal, bei Medikamentenabusus pathologisch. Bildgebende Verfahren zeigen eine globale Verminderung im Volumen der Großhirnhemisphären und häufig auch des Kleinhirns. Diese Volumenverminderung beruht in den Anfangsstadien auf einer Dystrophie und nicht auf einer Atrophie. Sie ist in diesen Stadien reversibel, sofern die Patienten den Alkoholmißbrauch aufgeben.

Entziehungskrämpfe können einem Delirium tremens vorangehen, das dann in den nächsten 1 bis 3 Tagen eintritt. Das Alkoholdelir ist lebensbedrohlich und verlangt eine fachärztliche Behandlung auf der Intensivstation.

Medikamentenentzug ist viel schwieriger zu erkennen, und das Entzugsdelir bei Polytoxikomanen ist noch bedrohlicher und verlangt in jedem Falle eine intensivmedizinische Behandlung.

22.2 Hirntumor

An zweiter Stelle in der Häufigkeit stehen Hirntumoren. Epileptische Anfälle treten hauptsächlich bei histologisch gutartigen, langsam wachsenden Gliomen der Großhirnhemisphären auf. Die Vorgeschichte kann dabei ganz unauffällig sein, und auch die neurologischen Befunde sind oft spärlich oder normal. Bildgebende Verfahren, z. B. CT mit Kontrastmittel, sind die Methoden der ersten Wahl und sollten wiederholt angewendet werden, wenn die erste Untersuchung unauffällig gewesen war. Die Alternative ist ein Kernspintomogramm mit Signalverstärkung durch Gadolinium.

22.3 Hirnabszeß

Ein Hirnabszeß wird der Diagnose durch bildgebende Verfahren nicht entgehen. Die allgemeinen Laboratoriumsbefunde müssen nicht notwendig einen entzündlichen Krankheitszustand anzeigen. Das EEG zeigt in der Regel einen Herd sehr langsamer, sogenannter Subdeltawellen, begleitet von einer Allgemeinveränderung. Mindestanforderungen an den Diagnostiker sind Beiziehung eines HNO-Kollegen (fortgeleiteter Abszeß bei entzündlichen Ohren- oder Stirnhöhlenkrankheiten) und Anfertigung einer Thoraxröntgenaufnahme. Die neurologische Symptomatik ähnelt der beim Hirntumor. Subfebrile Temperaturen (und Herzgeräusch) lenken den Verdacht auf Endokarditis.

22.4 Hirntrauma

Nach einem Hirntrauma kann eine traumatische Epilepsie mit einer Latenz von so vielen Jahren auftreten, daß der Patient den Unfall zu berichten vergißt. Die Anamnese ist bei diesen Fällen also besonders wichtig. Traumafolgen, die zur Epilepsie führen, sind aber in bildgebenden Verfahren, zumal im Kernspintomogramm, auch gut als Läsionsherde zu erkennen, die nicht vaskulären Verteilungsmustern entsprechen. Neben den therapeutischen stellen sich hier schwierige gutachtliche Fragen.

22.5 Virusenzephalitis

Jede Virusenzephalitis kann mit epileptischen Anfällen beginnen. Die Diagnose wird nahegelegt, wenn ein Patient epileptische Anfälle hat, desorientiert oder psychotisch ist und das EEG eine Allgemeinveränderung zeigt. Der Liquor kann, aber muß nicht, vermehrt Lymphozyten enthalten. Eiweiß und Laktat sind normal oder nur leicht erhöht (der Laktatspiegel steigt, wenn z.B. Bakterien Glukose reduzieren). Ein sehr gefährlicher Krankheitszustand ist die *Herpes-simplex-Enzephalitis*. Sie beginnt gewöhnlich mit einer Serie epileptischer Anfälle, die von fortschreitender Bewußtseinstrübung gefolgt werden. Rasch entwickeln sich Hemiplegie und, wenn der linke Temporallappen betroffen ist, eine Aphasie. Der Zustand der Patienten verschlechtert sich zum Koma und zur Enthirnungsstarre. Dies beruht auf der massiven Hirnschwellung, die zu einer Zisternenverquellung und zum Druck auf den Hirnstamm führt. Bei den bildgebenden Untersuchungen findet man Zonen verminderter Dichte im medialen

Temporallappen, später auch im Frontallappen, die sich in der ersten Woche entwickeln und auch auf die Gegenseite übergreifen. Während der ersten Tage ist das EEG nur unspezifisch allgemein verändert. Sehr charakteristisch, wenngleich nicht obligat, ist das Auftreten periodischer Komplexe von hoher Amplitude und langsamer Frequenz über den temporalen Ableitungen am Ende der ersten Woche. Die Routineuntersuchung des Liquors zeigt eine mäßige Lymphozytose und eine deutliche Vermehrung des Eiweiß. Die Anwesenheit von Herpes-simplex-Virus kann im Liquor direkt und auch durch die sog. ELISA-Technik nachgewiesen werden. Da bei Herpes-Enzephalitis unter rechtzeitiger Behandlung mit Aciclovir gute Heilungschancen bestehen, ist die Frühdiagnose extrem wichtig. Zur Häufigkeit: auf 44 Enzephalitiserkrankungen anderer Ätiologie, einschließlich derer bei AIDS-Patienten, kamen bei uns 9 Patienten mit Herpes-simplex-Enzephalitis.

22.6 Gefäßmißbildung

Eine arteriovenöse Mißbildung muß vermutet werden, wenn bei einem Patienten im jüngeren oder mittleren Lebensalter epileptische Anfälle auftreten und die bildgebenden Verfahren eine irreguläre Zone in der Konvexität einer Hemisphäre zeigen, die Kontrastmittel aufnimmt und nicht von Ödem umgeben ist. Die Diagnose wird durch Angiographie bestätigt. Dabei lassen sich auch die Zu- und Abflüsse des Angioms als Grundlage für eine Embolisierung und/oder mikro-neurochirurgische Behandlung darstellen.

Häufiger als a.-v.-Mißbildungen sind Cavernome, die sich in der Kernspintomographie gut darstellen. Auch Durafisteln können Ursache von epileptischen Anfällen sein.

22.7 Zerebrale Sinusthrombose

Epileptische Anfälle können durch zerebrale Sinusthrombose ausgelöst werden, weil dabei Hypoxie und Stauungsblutungen in umschriebenen kortikalen und subkortikalen Bezirken der Hemisphäre auftreten. Die Wachheit ist gewöhnlich vermindert, bevor fokale neurologische Symptome nachweisbar sind. Im EEG findet man eine Allgemeinveränderung. Die radiologischen Zeichen sind im Kapitel 25 beschrieben.

22.8 Meningeosis carcinomatosa

Kopfschmerzen und leichte Nackensteifigkeit verlangen eine Liquoruntersuchung. Man soll den Verdacht auf eine Meningeose haben, wenn der Liquor eine mäßige Vermehrung atypischer Zellen zeigt, die zytologisch weiter identifiziert werden müssen und wenn man ferner eine starke Zunahme des Liquoreiweiß und eine Verminderung der Glukose findet. Glukose dient den Tumorzellen als Nährmedium.

22.9 Metabolische Enzephalopathie und andere extrazerebrale Krankheiten

Diese Diagnose wird gewöhnlich vom internistischen Konsiliarius auf der Grundlage charakteristischer Labordaten gestellt. Die verschiedenen Möglichkeiten werden hier nicht im einzelnen erörtert. Die Hypoglykämie als Ursache epileptischer Anfälle wird im Kapitel 20 besprochen. Epileptische Anfälle werden nicht selten durch intermittierende Beeinträchtigung der Sauerstoffversorgung des Gehirns ausgelöst, wie sie bei bestimmten Herzkrankheiten eintritt. Wiederholte Asystolie, d.h. die Adams-Stokessche Krankheit, ist das bekannteste Beispiel, aber es gibt noch andere Herzkrankheiten, die es ratsam erscheinen lassen, bei älteren Patienten eine genaue kardiologische Untersuchung zu veranlassen.

22.10 Multiple Sklerose

Nur am Rande sei bemerkt, daß in seltenen Fällen multiple Sklerose mit epileptischen Anfällen beginnen kann, und zwar generalisierten und auch fokalen oder psychomotorischen.

23 Fallhand

23.1 Wie unterscheidet man eine periphere von einer zentralen Fallhand?

Das Symptom der Fallhand kann den Diagnostiker genauso in die Irre leiten wie der Spitzfuß (s. Kapitel 18). Ebenso wie dort, muß zunächst festgelegt werden, ob die Heberschwäche eine periphere oder zentrale Ursache hat. Eine einfache Art, die beiden Lähmungstypen zu unterscheiden, besteht darin, daß man den Patienten auffordert, die Hand des Untersuchers kräftig zu drükken. Bei dieser Bewegung werden normalerweise die Extensoren und Flexoren des Unterarms gleichzeitig innerviert, um das Handgelenk in einer Mittelposition zu fixieren, die notwendig ist, damit man die Finger kräftig beugen kann.

Im Falle einer *Radialisparese* nimmt beim Händedruck die Fallhand zu, d.h. es kommt zu einer maximalen Flexion der Hand. Im Falle einer zentralen Parese kommt es dagegen zu einer leichten Anhebung des Handgelenkes und einer Massenbewegung in den benachbarten Gelenken, beispielsweise zu einer gleichzeitigen Beugung im Ellenbogengelenk. Die Fallhand infolge Radialislähmung ist gewöhnlich auch von einer Schwäche der Extension der Finger begleitet. Der M. extensor digitorum longus wirkt auf das Karpometakarpalgelenk jedes einzelnen der Finger 2 bis 5 ein. Wenn der Untersucher also seinen Zeigefinger unter die erste Phalanx dieser Finger legt, unterstützt er diese Funktion und gleicht die Wirkung einer Radialisparese aus. Die Streckung der Finger in den Interphalangealgelenken ist dann gut möglich, weil dies eine Funktion ist, die über den N. ulnaris vermittelt wird.

Es kann auch nützlich sein, die beiden Eigenreflexe auszulösen, die über den N. radialis laufen. Wenn die Läsion den Nerven am Oberarm betroffen hat, sind der Trizepssehnenreflex und der Radiusperiostreflex abgeschwächt oder fehlen. Wenn die Läsion unmittelbar oberhalb des Ellenbogens lokalisiert ist, kann der Trizepssehnenreflex erhalten und nur der Radiusperiostreflex vermindert sein.

Es gibt eine Lokalisation der Schädigung des N. radialis, bei der beide Reflexe erhalten sind. Dies ist am Unterarm unmittelbar unter dem Ellenbogengelenk im M. supinator. In diesem Fall ist der M. extensor carpi radialis in seiner Kraft unbeeinträchtigt. Folglich hat der Patient nur eine unvollständige Fallhand, weil lediglich der M. extensor carpi ulnaris geschwächt ist (Supinatorlogensyndrom).

Bei *zentraler Fallhand* sind die Eigenreflexe auf der betroffenen Seite selbstverständlich lebhafter, und der Händedruck ist von einer Massenbewegung des Armes begleitet.

Schließlich ist die Sensibilitätsprüfung aufschlußreich. Das Versorgungsgebiet des N. radialis ist auf der Dorsalseite des Handrückens in einem kleinen Areal über den Grundphalangen des Daumens und Zeigefingers und im anschließenden Hautgebiet des Handrückens. Beim Supinatorlogensyndrom fehlt diese Sensibilitätsstörung, weil der Ramus superficialis oberhalb der Kompressionsstelle in der Supinatorloge aus dem Stamm des Radialisnerven abzweigt. Bei zentraler Fallhand ist die Sensibilität entweder unbeeinträchtigt oder an der ganzen Hand gestört.

Selbstverständlich trägt die Messung der Nervenleitgeschwindigkeit in den meisten Fällen zur Beantwortung der Frage bei, ob die Läsion peripher oder zentral sei und wenn sie peripher ist, wo man sie genau lokalisieren muß. Aufgabe dieses Buches ist es aber, den Untersucher möglichst unabhängig von Zusatzuntersuchungen zu machen.

23.2 Peripher: Radialislähmung

Wenn die periphere Lokalisation feststeht, ist die nächste Frage, ob der Patient eine isolierte Radialisparese hat oder ob die periphere Heberschwäche nur das hervorstechende Symptom einer generellen Erkrankung des peripheren Nervensystems, d.h. einer Polyneuropathie ist.

Mit Ausnahme von ganz zweifelsfreien Situationen, wie Fallhand nach Humerusfraktur, chirurgischen Eingriffen oder Gipsverband, ist es ratsam, die Funktion anderer peripherer Nerven in jedem Falle mit zu untersuchen. Der Grund ist, daß eine Läsion des N. radialis nicht selten durch eine zuvor bestehende Polyneuropathie begünstigt wird, die bis zum Auftreten der Fallhand klinisch stumm gewesen ist. Das beste Beispiel ist die Bleipolyneuropathie. Eine Schwäche im Versorgungsgebiet des N. radialis kann auch das erste Zeichen der Panarteriitis nodosa sein, von welcher die Vasa nervorum aller peripheren Nerven betroffen sind. Die diabetische Stoffwechselstörung führt zu einer generalisierten Markscheidenschädigung, gleichzeitig aber bewirkt sie eine Disposition zur Kompressionsneuropathie.

Kompressionsneuropathie ist die häufigste Ursache einer isolierten Fallhand. Das bekannteste Beispiel ist die sogenannte „Parkbanklähmung", die durch Druck des Oberarmes gegen die Lehne einer Parkbank hervorgerufen wird, wenn ein Betrunkener so tief bewußtseinsgestört ist, daß er die warnenden Kribbelparästhesien, die immer einer Kompressionslähmung vorangehen, nicht wahrnimmt. Die romantische Bezeichnung „paralysie des amants" bezieht sich auf eine Druckschädigung durch den Kopf des schlafenden Partners auf den abduzierten Oberarm.

23.3 Zentral: Lakunärer Gefäßinsult oder Verschluß eines peripheren Astes der A. cerebri media

Eine zentrale Fallhand hat fast immer eine vaskuläre Ätiologie. Sie beruht auf Verschluß kleiner penetrierender Markarterien bei cerebraler Mikroangiopathie. Daraus resultieren kleine Hirnläsionen, die man Lakunen nennt. Dieser Typ des Schlaganfalls wird lakunärer Gefäßinsult genannt. Die bildgebenden Verfahren zeigen gewöhnlich ein typisches Muster: man erkennt andere Lakunen, die asymptomatisch sein können, und/oder diffuse Areale verminderter Dichte in der weißen Substanz der Hemisphären, besonders in der Umgebung des Vorder- und Hinterhorns des Seitenventrikels. Dieser Befund ist charakteristisch für die subcorticale vaskuläre Enzephalopathie.

24 Faziale Hyperkinesen (unwillkürliche Bewegungen der Gesichtsmuskulatur)

Wenn ein Patient unwillkürliche Bewegungen der Gesichtsmuskulatur hat, so ist die erste Frage: liegt eine organische oder eine psychogene Bewegungsstörung vor? Einseitige Hyperkinesen sind immer organisch, bilaterale können psychogen sein.

Einseitige faziale Hyperkinesen haben entweder eine periphere oder eine zentrale Ursache. Peripher entstandene Hyperkinesen werden selbstverständlich über den N. facialis vermittelt und sind also auf Muskeln beschränkt, die von diesem Nerven innerviert werden. Das bedeutet: wenn die Hyperkinese nicht auf die mimische Muskulatur beschränkt ist, sondern beispielsweise auch die Kaumuskulatur und die Zunge einschließt, muß man eine zentrale Entstehung annehmen.

24.1 Mitbewegungen nach Fazialislähmung

Der häufigste Typ einseitiger Bewegungen im Gesicht sind Mitbewegungen während und nach unvollständiger Rückbildung einer Fazialisparese. In diesen Fällen besteht die Hyperkinese bei einer gleichzeitigen Restlähmung oder einer tonischen Verstärkung der Fazialisinnervation. In anderen Worten: die beiden Hälften des Gesichtes sehen selbst dann nicht gleich aus, wenn keine Hyperkinese abläuft. Die Lidspalte ist auf der betroffenen Seite entweder weiter oder enger, und die Nasolabialfalte ist entweder verstrichen oder stärker ausgeprägt. Die Mitbewegungen treten beim spontanen Augenzwinkern, beim Sprechen und während jeder Art von mimischer Bewegung auf. In der Untersuchung kann man die Mitbewegungen provozieren, wenn man den Patienten auffordert, die Augen zu schließen, den Mund breitzuziehen oder die Nase zu rümpfen. In der Anamnese wird man erfahren, daß eine vollständige oder jedenfalls schwere Fazialisparese vorgelegen hat. Die Mitbewegungen werden auf Fehlregeneration mit „falschem" Anschluß proximaler an periphere Fasern im Fazialisnerven zurückgeführt.

24.2 Spasmus (hemi)facialis

Der Spasmus facialis tritt spontan auf, d.h., er ist auch in der Ruhe zu beobachten. Er nimmt aber in Amplitude und Frequenz bei jeder mimischen Innervation zu, sei sie willkürlich oder emotional. Die Bewegungsstörung besteht in unregelmäßigen, „tonisch-klonischen" synchronen Bewegungen der gesamten von N. facialis innervierten Muskulatur einer Gesichtsseite einschließlich des Platysma. Tonisch-klonisch bedeutet, daß Kontraktionen von der Dauer mehrerer Sekunden sich mit sehr schnellen Kontraktionen mit einer Frequenz von 3 bis 5/sec abwechseln. Das Bild erinnert an den Effekt elektrischer Stimulation am Hauptstamm des Fazialisnerven am Kieferwinkel, wenn diese Stimulation in wechselnden Intervallen und für wechselnde Dauer gegeben wird.

Man nimmt an, daß die Ursache eine partielle Läsion im peripheren Verlauf des Fazialisnerven ist. Das Phänomen wird darauf zurückgeführt, daß motorische Erregungen von einem Faszikel auf einen benachbarten Faszikel des Nerven überspringen, wofür sich in der anglo-amerikanischen Literatur der anschauliche Ausdruck „cross-talk" eingebürgert hat.

24.3 Hemifaziale Myokymie

Die synchronen Kontraktionen des Spasmus facialis sollten nicht verwechselt werden mit den Schauern sehr feiner Bewegungen, die asynchron über verschiedene Abschnitte der vom Fazialis innervierten Muskulatur einer Gesichtshälfte verlaufen. Auch diese Bewegungsstörung tritt einseitig auf. Im Gegensatz zu den beiden oben beschriebenen Hyperkinesen tritt aber kein grober Bewegungseffekt auf. Das Bild ähnelt etwas den Faszikulationen, die man bei chronischer Denervierung, z. B. bei amyotrophischer Lateralsklerose findet, aber es tritt in einem ganz anderen Zusammenhang auf. Hemifaziale Myokymie ist ein sehr charakteristisches Zeichen der multiplen Sklerose.

24.4 Epilepsia partialis continua

Langsame klonische, seltener tonisch-klonische einseitige Kontraktionen, die auf einen Bezirk der mimischen Muskulatur beschränkt sind, manchmal auf einen einzelnen Muskel, etwa den M. triangularis, und die für Stunden oder Tage andauern, werden Epilepsia partialis continua genannt. Die Bezeichnung erklärt sich selbst. Man spricht auch von Kojewnikow-Epilepsie. Die Ursachen und die EEG-Befunde werden im Kapitel 20 erörtert.

24.5 Medikamenteninduzierte Hyperkinese

Bilaterale Bewegungen der Gesichtsmuskulatur vermitteln häufig den Eindruck, daß sie den affektiven Zustand des Patienten widerspiegeln. Sie sind aber nur in einer geringen Zahl von Fällen psychogen. Zur Zeit ist die häufigste Ursache eine medikamenteninduzierte Hyperkinese. Die Bewegungen sind nicht auf Muskeln beschränkt, die vom Fazialisnerven innerviert werden. Im Gesicht sieht man neben Anheben der Augenbrauen und Schließen der Augen ein Öffnen und Schließen des Mundes, laterale Bewegungen des Unterkiefers und/oder Vorstrecken und bizarre Rollbewegungen der Zunge. Häufig sind auch die Muskeln des Nackens und der Schultern in die Hyperkinese einbezogen. Dieses Syndrom ist am häufigsten nach Langzeitbehandlungen der Parkinsonschen Krankheit mit dopaminergen Substanzen. In diesen Fällen ist die Diagnose leicht. Patienten, die wegen einer psychiatrischen Krankheit eine Langzeitbehandlung mit neuroleptischen Substanzen erhalten haben, können das gleiche Syndrom bieten. Sie werden aber die Anamnese nicht leicht preisgeben.

Schließlich gibt es Patienten, die auf neuroleptische Substanzen überempfindlich sind und das volle Syndrom, wie es hier beschrieben ist, nach der Einnahme von kleinen Dosen, manchmal nur von einer Dosis einer neuroleptischen Substanz zeigen. Die Neuroleptika werden manchmal als Tranquilizer eingenommen oder als Mittel gegen Luft- und Seekrankheit. In diesen Fällen tritt die Bewegungsstörung akut auf. Intravenöse Injektion anticholinerger Substanzen führt in diesen akuten Fällen, nicht dagegen bei der chronischen medikamenteninduzierten Hyperkinese, sofort zum Nachlassen der Hyperkinese und erlaubt dadurch die Diagnose. Die Hyperkinesen nach Veränderung der Rezeptorcharakteristika durch chronische Einnahme von Neuroleptika sind nicht so leicht zu behandeln, wenn man sie überhaupt beeinflussen kann.

24.6 Choreatische Hyperkinese

Diese tritt bei Chorea minor, bei Chorea Huntington und Chorea gravidarum auf. Die Krankheiten sind in Kapitel 14 diskutiert. Hier wird nur noch einmal darauf hingewiesen, daß die choreatischen Bewegungsstörungen der Gesichtsmuskulatur sehr expressiv sind, so daß der Beobachter sie leicht für psychogen halten kann. Es gibt kein Charakteristikum, das allein durch die Beobachtung eine Unterscheidung erlaubt, jedenfalls nicht im Anfangsstadium. Zusatzsymptome können hilfreich sein. Das wichtigste Beispiel ist das Zeichen der „Chamäleonzunge", die Unfähigkeit, die Zunge herausgestreckt zu halten, weil sie fortgesetzt durch unwillkürliche Bewegungen zurückgezogen wird. Ferner ist die Hypotonie der Gliedmaßenmuskeln charakteristisch. Ihre Beurteilung verlangt aber bei Kindern einige Erfahrung. Das Gordonsche Kniephänomen besteht darin, daß nach Auslösen des Patellarsehnenreflexes am sitzenden Patienten der Quadrizepsmuskel erst mit einer Verzögerung von einigen Sekunden erschlafft, so daß der Unterschenkel tonisch hinuntersinkt und nicht phasisch hinunterfällt. Häufig kann man auch schon in einem frühen Stadium der Krankheit choreatische Bewegungen in den Fingern und Zehen erkennen. Unwillkürliche Zehenbewegungen sind in aller Regel nicht psychogen.

24.7 Psychogener Gesichtstic und fokale Dystonie

Die eben genannten Symptome fehlen beim psychogenen Gesichtstic. Die Bewegungen sind sehr schnell, immer bilateral aber häufig nicht synchron. Sie variieren in Frequenz und Intensität und sind im Obergesicht besonders ausgeprägt. Manche Patienten führen tonisch-klonische Lidkontraktionen aus. Diese können wiederum das erste Zeichen einer fokalen Dystonie, des tonischen Blepharospasmus oder des *Meige-Syndroms* sein, einer auf das Gesicht beschränkten choreaähnlichen Hyperkinese. Die Differentialdiagnose kann im Stadium des Blepharospasmus schwierig sein. Beim organischen Blepharospasmus ist, ähnlich wie beim Parkinson-Syndrom, die zweite Komponente des Blinkreflexes verlängert. Häufig gelingt die Diagnose erst nach einer längeren Beobachtungszeit. Hilfreich ist die Tatsache, daß der bilaterale psychogene Gesichtstic in der Regel auf Facialis innervierte mimische Muskeln beschränkt ist, während das Meige-Syndrom (facio-oro-mandibuläre Dystonie) auch Kiefer- und Zungenbewegungen einschließt, ferner Stimmgebung, Sprechatmung und Schluckfunktion. Dabei soll man bedenken, daß die Effekte therapeutischer Maßnahmen nicht zuverlässig als diagnostische Hilfe gewertet werden dürfen. Irrtümer sind in beiden Richtungen möglich: der psychogene Gesichtstic kann vorübergehend gut auf anticholinerge Behandlung reagieren, während eine organische Hyperkinese durch die gewählte Substanz oft unbeeinflußt bleibt (s. auch 34.2.6).

25 Fortschreitende Bewußtseinstrübung

25.1 Intoxikation
25.2 Raumfordernde intrakranielle Läsion
25.3 Zerebrale Sinusthrombose
25.4 Enzephalitis
25.5 Wernicke-Enzephalopathie
25.6 Status epilepticus (Petit Mal-Status oder Status psychomotorischer Anfälle)
25.7 Stoffwechselstörung
25.8 Exsikkose

Alle Krankheitszustände, die in der Tabelle aufgeführt sind, werden in anderen Kapiteln ausführlich diskutiert. Um Wiederholungen zu vermeiden, kann dieses Kapitel deshalb kurz gehalten werden, und der Leser wird für Einzelheiten auf das Sachverzeichnis verwiesen. Es erscheint aber wichtig, eine Gruppe von Krankheitszuständen kurz zusammenfassend zu diskutieren, die eine diagnostische Aufgabe für den Hausarzt und für den Klinikarzt auf der Intensivstation sein können.

25.1 Intoxikation

Die häufigste Ursache für eine fortschreitende Bewußtseinstrübung ist Intoxikation. Die Patienten sind in ihrer Wachheit vermindert, und Zunahme der Somnolenz beruht auf Resorption der Substanzen im Magen-Darm-Trakt. Für manche Medikamente sind Veränderungen der Pupillenweite (Miosis oder Mydriasis) charakteristisch, für andere Nystagmus, der als Spontannystagmus, meist aber als grober Blickrichtungsnystagmus auftritt (s. Tabelle 25.1). Tremor ist häufig. Bei Zunahme der Intoxikation können langsame, spontane Pendelbewegungen der Bulbi auftreten, die konjugiert oder diskonjugiert sein können. Später ist der okulozephale Reflex, d.h. reflektorische Augenbewegungen in die Gegenrichtung einer passiven Kopfbewegung, ausgelöst durch Stimulation des Labyrinthes bei dieser Bewegung, nicht mehr nachweisbar. Wenn der Patient komatös ist, kann auch die Fortwendung der Bulbi auf Kaltspülung eines Labyrinthes ausbleiben. Die Gliedmaßen können die Haltung der Enthirnungsstarre zeigen. Im tiefen Koma ist der Muskeltonus schlaff.

Tabelle 25.1 Ophthalmologische Zeichen der Intoxikation

Okuläre Symptome	Verursachende Substanz
Miosis	Morphinderivate Reserpin Meprobamat Cholinesterasehemmer
Mydriasis	Belladonnaalkaloide Chlorperphenazin Imipramin Amitryptilin Botulinustoxin Kokain
Nystagmus	Barbiturate Benzodiazepine Phenytoin

Die Diagnose einer Intoxikation kann nicht ohne Zusatzuntersuchungen gestellt werden. Die bildgebenden Verfahren zeigen normale Verhältnisse, ebenso die Ultraschalluntersuchung der Gefäße. Im EEG findet man nach Einnahme von Barbituraten oder Benzodiazepinen vor allem Beta-Aktivität. Nach anderen Substanzen entwickelt sich eine mittelschwere bis schwere Allgemeinveränderung. Mit elektrophysiologischen Methoden kann man eine Leistungsstörung durch den Hirnstamm oder eine Funktionsstörung des Cortex nachweisen. Die Diagnose muß durch Blut- und Urinuntersuchungen gestellt werden. Wenn die Diagnose einer Intoxikation feststeht oder sehr naheliegt, ist forcierte Diurese am Platze.

25.2 Raumfordernde intrakranielle Läsion

Eine raumfordernde intrakranielle Läsion (Tumor, Hämatom, Abszeß) muß vermutet werden, wenn zusätzlich zur Bewußtseinsstörung fokale neurologische Symptome vorliegen. Eine rasche Verschlechterung kann bei einem Tumor dann eintreten, wenn eines der nicht vollwertig ausgebildeten Gefäße reißt, welches den Tumor ernährt oder wenn das Hirnödem zunimmt, entweder auf zytotoxischer Grundlage oder durch Behinderung des venösen Abflusses. Die Vorgeschichte kann ganz unauffällig sein, und eine Stauungspapille ist nicht obligat. Im EEG wird man einen Herd langsamer Wellen und eine Allgemeinveränderung finden. Eine Lumbalpunktion ist riskant, weil die plötzliche Senkung des Liquordrucks unterhalb der Läsion zur Herniation des medialen Temporallappens oder der Kleinhirntonsillen mit dem Effekt einer Kompression des Hirnstamms führen kann. Bildgebende Verfahren oder zerebrale Angiographie führen zur Diagnose.

25.3 Zerebrale Sinusthrombose

Eine fortschreitende Bewußtseinstrübung ist nicht sehr häufig das einzige Zeichen einer zerebralen Sinusthrombose. In den meisten Fällen beginnt die Krankheit mit epileptischen Anfällen und Mono- oder Hemiparese. Wenn diese Symptome im fortgeschrittenen Stadium der Schwangerschaft oder kurz nach der Geburt auftreten, liegt die Diagnose einer venösen Thrombose nahe. Es gibt aber viele Fälle von spontaner Sinusthrombose, bei denen die äußeren Umstände unauffällig sind. Die Lumbalpunktion kann eine Pleocytose mit Erythrocyten zeigen. Die Diagnose wird durch bildgebende Verfahren mit Kontrastmittel oder durch zerebrale Panangiographie gestellt. Dabei achtet man besonders auf die drastische Verlangsamung der Flußgeschwindigkeit und die Darstellung der Sinus in der späten Phase der Angiographie. Da der venöse Abfluß oft Varianten unterliegt, muß man alle Zu- und Abflüsse darstellen, um nicht falsch positive Befunde zu erheben. Nachdem die Diagnose feststeht, muß parallel zur Einleitung der Heparinbehandlung eine gründliche hämatologische und hämostasiologische Untersuchung vorgenommen werden.

25.4 Enzephalitis

Die Diagnose der Enzephalitis ist im Kapitel 8 erörtert. Man soll nicht aus dem Auge verlieren, daß es zwei Varianten der Enzephalitis gibt. Die postinfektiöse, perivenöse Enzephalitis führt in erster Linie zu Beschwerden und Symptomen einer diffusen Gehirnkrankheit. Die hervortretenden Symptome sind also Verminderung der Wachheit, generalisierte epileptische Anfälle und eine Allgemeinveränderung im EEG mit nur geringen fokalen Veränderungen. Im Gegensatz dazu führt der direkte Befall des Gehirngewebes durch Viren zu umschriebener Schädigung einer Hirnhälfte und zu Symptomen wie Aphasie oder Hemiplegie, zusätzlich zur fortschreitenden Bewußtseinstrübung.

25.5 Wernicke-Enzephalopathie

Das Auftreten von Pupillenstörungen, wie ungleiche Weite der mydriatischen Pupillen bei verminderter Lichtreaktion und von Blick- oder Augenmuskellähmungen sollte den Verdacht auf eine Wernicke-Enzephalopathie lenken (s. Kapitel 6 und 10). Diese Symptome beruhen auf disseminierten Läsionen im Mittelhirn bei Mangel an Vitamin B_1. Im ersten Stadium ist die Wachheit nur gering beeinträchtigt, weil das retikuläre Aktivierungssystem noch nicht stark betroffen ist. Viele Patienten sind schon durch die Zeichen des chronischen Alkoholmißbrauchs auffällig, wie leichte Gelbsucht, erweiterte Venen besonders der Gesichtshaut, derbe Leber, Tremor der ausgestreckten Hände oder Fehlen der Achillessehnenreflexe.

25.6 Status epilepticus (Petit Mal-Status oder Status psychomotorischer Anfälle)

Eine ununterbrochene Folge von Petit mal-Anfällen oder psychomotorischen (oder komplex partiellen) Anfällen führt nicht zu einer *fortschreitenden* Trübung des Bewußtseins. Diese Staten werden dennoch hier erörtert, weil das plötzliche Einsetzen einer Wachheitsstörung der Aufmerksamkeit der Umgebung entgangen sein kann. Sehr selten ist der Status epilepticus die erste Manifestation der epileptischen Krankheit. Wenn die Epilepsie des Patienten also bekannt ist, sollte die Diagnose nicht schwer sein. Die führenden Symptome sind motorische Stereotypien. Im Fall des Petit Mal-Status beobachtet man nystaktische Aufwärtsbewegungen der Augen mit einer Frequenz von ungefähr 3/sec und manchmal Zuckungen der Gesichtsmuskulatur. Bei psychomotorischen Anfällen kommen die bekannten Kau- oder Schluckbewegungen vor, ferner die verschiedensten Arten stereotyper Bewegungen und Handlungen, manchmal auch repetitive Vokalisierung. Der Verdacht wird durch das EEG erhärtet, in dem man entweder ununterbrochene Folgen generalisierter Spikes and Waves mit einer Frequenz von 3/sec findet oder bilaterale langsame und scharfe Wellen über den temporalen Ableitungen.

25.7 Stoffwechselstörung

Die Beschwerden und Symptome der Stoffwechselstörungen sind ganz unspezifisch. Die Diagnose kann nur auf der Grundlage ausgedehnter Laboratoriumsuntersuchungen gestellt werden. Die häufigste Stoffwechselstörung, die zur Bewußtseinstrübung führt, ist die Hyperglykämie, besonders die nicht-ketotische, hyperosmolare Variante.

25.8 Exsikkose

Gar nicht selten gelangen ältere Patienten, die nicht genügend versorgt werden, in einen Zustand fortschreitender Bewußtseinstrübung mit Desorientiertheit und Antriebsmangel, weil sich bei ihnen eine Hyperviskosität des Blutes entwickelt. Das geschieht nicht nur dann, wenn die Patienten zu Hause einfach vergessen, genügend Flüssigkeit zu sich zu nehmen. Der neurologische Konsiliarius wird auch Patienten in chirurgischen Abteilungen sehen, die postoperativ parenteral mit einer ungenügenden Menge von Flüssigkeit versorgt werden. Ausreichende Flüssigkeitszufuhr führt in 24 Std zu deutlicher Besserung des Zustandes.

26 Fortschreitender Schwund der Handmuskeln

26.1 Einseitig
26.1.1 Carpaltunnel-Syndrom (Kompressionssyndrom des Nervus medianus)
26.1.2 Ulnarisparese
26.1.3 Pancoast-Tumor
26.1.4 Skalenus-Syndrom
26.1.5 Amyotrophische Lateralsklerose
26.2 Bilateral
26.2.1 Amyotrophische Lateralsklerose
26.2.2 Fortschreitende Vorderhorndegeneration
26.2.3 Hereditäre distale Muskeldystrophie

Die Differentialdiagnose der fortschreitenden Atrophie distaler Handmuskeln wird durch drei vorangehende Überlegungen erleichtert:

- Sind die Beschwerden und Symptome auf die oberen Extremitäten beschränkt oder gibt es neurologische oder elektromyographische Anzeichen dafür, daß auch die Beine ergriffen sind? Wenn dies der Fall ist, hat der Patient eine Polyneuropathie, eine amyotrophische Lateralsklerose oder eine Myopathie, in dieser Reihenfolge der Häufigkeit (siehe auch Kapitel 15). Wenn das nicht der Fall ist, schließen sich die folgenden Fragen an:
- Sind Beschwerden und Symptome einseitig oder doppelseitig? Einseitige Affektionen sprechen in der Regel für behandelbare Krankheitszustände. Bilaterales Auftreten ist sehr verdächtig auf Systemkrankheiten des Rückenmarks oder der Muskulatur.
- Sind die Beschwerden und Symptome rein motorisch oder auch sensibel? Fehlen von Sensibilitätsstörungen hat eine ominöse prognostische Bedeutung. Findet man sensible Symptome und Beschwerden, so kann das hilfreich sein, wenn man den Ort der Läsion festlegen will.

26.1 Einseitig

26.1.1 Carpaltunnel-Syndrom (Kompressionssyndrom des Nervus medianus). Das Syndrom wird durch eine Kompression des distalen Abschnitts des Nervus medianus unter dem Ligamentum carpi transversum hervorgerufen. Die Patienten bekommen zunächst sensible Reiz- und Ausfallssymptome, also Kribbelparästhesien und Taubheitsgefühl an der Volarseite des Daumens und des Zeige- und Mittelfingers. Diese treten besonders in der Nacht sowie am Tage nach Belastung der Arbeitshand auf. In den Anfangsstadien können die Patienten diese Symptome zum Verschwinden bringen, indem sie die betroffene Hand einige Male schütteln. Wenn in diesem Stadium die Diagnose nicht gestellt wird, setzt ein fortschreitender Schwund der Muskeln Abductor pollicis brevis und Opponens pollicis ein. Alle anderen Handmuskeln, die vom Nervus ulnaris und, in sehr geringem Maße, vom Nervus radialis versorgt werden, bleiben intakt. Die Funktion der beiden genannten Muskeln ist leicht zu überprüfen. Der Musculus abductor pollicis brevis bewegt den Daumen 90° zur Hand-Ebene seitwärts. Eine Schwäche in diesem Muskel verhindert das Ergreifen von Objekten. Man kann das leicht mit einem Wasserglas oder einer Flasche überprüfen, daher die Bezeichnung positives Flaschenzeichen, wenn eine Abduktionsschwäche vorliegt. Um die Opposition des Daumens zu überprüfen, hält der Patient die Hände mit ausgestreckten Fingern mit der Handfläche nach oben vor sich hin. Er wird aufgefordert, den Daumen in einer rotierenden Bewegung dem kleinen Finger anzunähern. Opponensschwäche macht diese Bewegung unvollständig oder unmöglich.

Die Vorgeschichte und Befunde sind beim Carpaltunnel-Syndrom sehr charakteristisch. Allerdings berichten manche Patienten über Paraesthesien in allen 5 Fingern und über Schmerzen auch an der Beugeseite des Unterarms. Leitsymptome sind das nächtliche Auftreten, der Befall der Volarseite der Arbeitshand und die anfängliche Besserung beim Schütteln der Hand.

Die Untersuchung der Nervenleitgeschwindigkeit verfolgt drei Ziele: die Diagnose zu bestätigen, das Ausmaß der Schädigung des Nerven für die Verlaufsuntersuchung nach der Operation festzulegen und herauszufinden, ober der Patient zusätzlich zu seinem Carpaltunnel-Syndrom eine Polyneuropathie, also eine generalisierte Krankheit des peripheren Nervensystems hat. Eine „latente" Polyneuropathie disponiert nicht selten zu Kompressionssyndromen einzelner peripherer Nerven. Wenn man eine Polyneuropathie findet, muß deren Ursache durch Zusatzuntersuchungen aufgeklärt werden.

26.1.2 Ulnarisparese. Die häufigste periphere Nervenlähmung ist die des Nervus ulnaris. Der Nerv wird entweder am Ellenbogen oder am Handgelenk geschädigt. Akute traumatische Läsionen dürften keine diagnostischen Schwierigkeiten bereiten. Wir beschäftigen uns hier mit chronischer Schädigung von langsamer Entwicklung.

Da der Nervus ulnaris die Mehrzahl der Handmuskeln versorgt, taucht beim Patienten, oft auch beim Arzt, der Verdacht auf, daß der Kranke an „Muskelschwund" leidet. Diese Diagnose entfällt, wenn Sensibilitätsstörungen im Versorgungsbereich des Ramus superficialis des Ulnarisnerven vorliegen, d. h. an der volaren und dorsalen Seite des vierten und fünften Fingers und den anschließenden Gebieten der Hand. Die Sensibilitätsstörungen erstrecken sich bei der Ulnarisparese nicht auf den ganzen Unterarm. Wenn das der Fall ist, muß man eine Schädigung des Plexus brachialis oder eine Schädigung der siebenten oder achten zervikalen Wurzel annehmen.

Die motorischen Symptome, d. h. Schwäche und Atrophie der Muskeln, müssen mit gleicher Sorgfalt analysiert werden. Sind sie auf die Muskeln beschränkt, die vom Nervus ulnaris versorgt werden? Mit anderen Worten: ist der Daumenballen, der praktisch ausschließlich vom Nervus medianus versorgt wird, ausgespart? Wenn das der Fall ist, kann man in einem nächsten Schritt die Höhe der Läsion des Ulnarisnerven festlegen, aus der man ätiologische Schlüsse ziehen kann.

Der häufigste Schädigungsort ist am Ellenbogen. Diese Patienten haben sensible und motorische Symptome. Man findet eine Muskelatrophie in den Musculi interossei und im Hypothenar. Bei der voll ausgeprägten Ulnarisparese hat der Patient die sogenannte Krallenhand, die durch eine Hyperextension in den metakarpophalangealen Gelenken und durch eine Beugung in den interphalangealen Gelenken charakterisiert ist. Diese Fehlhaltung ist besonders im vierten und fünften Finger ausgeprägt. Auch Spreizung und Adduktion der Finger sind geschwächt. Die Schwäche der Adduktion des Daumens ist leicht nachzuweisen, wenn der Patient ein Notizbuch oder einen Spatel mit beiden Händen so ergreifen soll, daß sich das Objekt zwischen Daumen und Zeigefinger befindet. Fordert man ihn dann auf, die Hände kräftig zur Seite zu ziehen, wird er die Adduktionsschwäche des Daumens durch eine Flexionsbewegung in den Interphalangealgelenken des Daumens ausgleichen. Diese Bewegung wird über den intakten Nervus medianus vermittelt (Zeichen von Froment).

Der Nervus ulnaris wird am Ellenbogen durch lokale Traumen geschädigt, manchmal mit einer Latenz von vielen Jahren. Ferner können degenerative Veränderungen des Ellenbogengelenkes oder bestimmte berufsbedingte Bewegungen den Nerven schädigen, welche häufige Beugung und Streckung des Unterarmes verlangen. Schließlich kann der Nerv bei bettlägerigen oder zur Operation gelagerten Patienten eine Druckschädigung erleiden.

Seltener und manchmal schwierig zu erkennen sind die Folgen einer Schädigung am Handgelenk. Bei diesen Patienten können Sensibilitätsstörungen fehlen oder auf die Volarseite der Hand im ulnaren Abschnitt beschränkt sein, weil die sensiblen Fasern den Nervenstamm proximal vom Handgelenk verlassen. Die Beugung der Hand ist erhalten, weil der Musculus flexor carpi ulnaris am Unterarm nicht denerviert ist. In vielen Fällen beobachtet man einen deutlichen Unterschied zwischen der Atrophie des Musculus interosseus dorsalis primus zwischen Daumen und Zeigefinger und dem relativ oder vollständig erhaltenen Hypothenar. Dieser Läsionstyp wird durch lokale Traumen, durch Druck (z.B. bei Radfahrern oder Motorradfahrern) oder durch degenerative Krankheiten am Handgelenk ausgelöst.

26.1.3 Pancoast-Tumor. Die Frühsymptome des Pancoast-Tumors sind im Kapitel 27 beschrieben. Muskelschwund an der Hand tritt gewöhnlich nach dem Auftreten einer gleichseitigen

Miosis und einer Verminderung der Schweißsekretion im gleichseitigen oberen Körperquadranten ein, Zeichen, aus denen man eine Läsion des sympathischen Halsgrenzstranges erschließen sollte. Wenn der Tumor den unteren Abschnitt des Plexus brachialis ergreift, hat der Patient fortgesetzt heftige Schmerzen, die er zunächst in der Achselhöhle empfindet und die dann an der ulnaren Seite des Arms bis zur Hand hin ausstrahlen. Leider werden alle solche ausstrahlenden Schmerzen nur zu leicht auf degenerative Veränderungen der Halswirbelsäule zurückgeführt, und dies selbst dann, wenn bereits Muskelatrophien an der Hand vorliegen. Diese Fehldiagnose ist besonders fatal, weil nach der Invasion des Tumors in den Plexus brachialis keine Möglichkeit zur chirurgischen Therapie mehr besteht. Strahlenbehandlung bringt zudem das Risiko einer zusätzlichen strahlenbedingten Plexusschädigung mit sich.

26.1.4 Skalenus-Syndrom. Schwund der Handmuskeln ist auch ein Spätsymptom des Skalenus-Syndroms. Die Diagnose sollte lange zuvor gestellt sein. Das Syndrom kommt durch eine Kompression des Plexus brachialis und der Arteria subclavia zwischen dem Musculus scalenus anterior und medialis zustande. Beide Muskeln setzen an der Vorderseite der ersten Rippe an. Normalerweise läßt die so gebildete Skalenuslücke genügend Platz für die hindurchtretenden Strukturen, gleich ob der Arm angehoben oder durch eine schwere Last hinabgezogen wird. Bei manchen Personen führt jedoch eine Halsrippe, ein fibröses Band oder ein abnorm breiter Ansatz des Musculus scalenus medialis zu einer Verengung der Skalenuslücke und entsprechend zu einer Druckschädigung, die anfangs durch extreme Haltungen des Arms ausgelöst wird, später aber chronisch wird. Die Diagnose verlangt, daß man eine Schädigung des unteren Plexus brachialis und eine Kompression der Arteria subclavia nachweist. Die Durchblutungsstörung in der Arteria subclavia kann durch das Adson-Manöver demonstriert werden. Der Patient wird aufgefordert, seinen Kopf zur Seite der vermuteten Läsion zu wenden, ihn zurückzubeugen und tief einzuatmen. Diese Bewegungen verengen die Skalenuslücke und vermindern den Fluß durch die Arteria subclavia. Man kann dies durch Palpieren des Radialis-Pulses und objektiv mit Ultraschallmethoden nachweisen.

26.1.5 Amyotrophische Lateralsklerose. Manchmal beginnt diese Krankheit einseitig mit Schwund der Handmuskeln. Die Patienten haben keine Schmerzen, keine anderen sensiblen Symptome, keine Pupillenstörungen, keine Schweißstörung. Die Diagnose wird im nächsten Abschnitt beschrieben.

26.2 Bilateral

26.2.1 Amyotrophische Lateralsklerose. Die häufigste Ursache eines bilateralen Muskelschwundes an der Hand ist die amyotrophische Lateralsklerose (siehe auch Abschnitt 26.1.5). Bei vielen Patienten findet man nebeneinander Muskelatrophie und eine Steigerung der Eigenreflexe an denselben Gliedmaßen. Daraus kann man auf eine Affektion der zentralen motorischen Bahnen und des Vorderhorns schließen. Wenn sensible Symptome fehlen, gibt es leider bei dieser Symptomkombination keine diagnostische Alternative. Ein nützliches Zeichen, das die Diagnose bestätigt, sind spontane Faszikulationen von Muskelfasern, wie sie für chronische Denervierung charakteristisch sind. Die Denervierung wird auch frühzeitig durch Elektromyographie nachgewiesen, selbst in Muskeln, die scheinbar noch nicht betroffen sind. Manchmal ist der Wert der CPK im Serum erhöht. In Zweifelsfällen soll man, wie im Kapitel 40 erwähnt, eine Biopsie des Nervus suralis ausführen, der ein rein sensibler Ast des Nervus peronaeus ist. Dieser Nerv sollte mit ganz wenigen Ausnahmen bei Patienten mit amyotrophischer Lateralsklerose nicht von der Krankheit ergriffen sein.

Die ALS hat in den meisten Fällen keine erkennbare Ursache. Da es aber gegen die Krankheit keine wirksame Behandlung gibt und die Patienten nach einer maximalen Krankheitsdauer von zehn Jahren sterben, sollte man nach einem Malignom suchen, weil es ganz seltene Fälle von paraneoplastischer Degeneration des pyramidalen motorischen Systems gibt. Andere seltene Fälle sind an eine Gammopathie assoziiert. Man sollte auch eine syphilitische Krankheit des Nervensystems ausschließen.

26.2.2 Fortschreitende Vorderhorndegeneration. Die spinale Muskelatrophie vom Typ Duchenne-Aran ist eine sehr seltene Krankheit, die eine gewisse Ähnlichkeit zur amyotrophischen Lateralsklerose hat. Sie beginnt mit Atrophien und in geringerem Ausmaße auch Schwäche der Handmuskeln, mit Faszikulieren und bleibt ohne sensible Störungen. Es kommt nicht zu den Zeichen einer Beteiligung der Pyramidenbahnen, und das Fortschreiten der Krankheit ist sehr langsam. Im Gegensatz zur ALS bekommen die Patienten in der Regel keine Bulbärparalyse.

26.2.3 Hereditäre distale Muskeldystrophie. Diese seltene distale Myopathie kann eine Vorderhorn-Degeneration imitieren. Die Diagnose der hereditären distalen Myopathie wird nach der elektromyographischen Untersuchung und der Muskelbiopsie gestellt. Man soll die myopathische Natur der Krankheit frühzeitig erkennen, weil das Fortschreiten langsam ist und die Patienten selten schwer behindert werden.

27 Horner-Syndrom

Das Horner-Syndrom beruht auf einer Schädigung der sympathischen Bahnen auf ihrem langen Verlauf vom Dienzephalon hinab zum lateralen Grau im oberen Thorakalmark und wieder kranialwärts bis zum Auge und zum oberen Augenlid. Diese sympathische Bahn hat drei Neurone. Das erste zentrale Neuron verläuft vom Hypothalamus durch den posterolateralen Hirnstamm zum lateralen Grau des Rückenmarks (Clarkesche Säule) und endet auf dem Niveau von C_8 bis Th_2 im Centrum ciliospinale. Das zweite, präsynaptische Neuron verläuft über Rami communicantes albi zum Halssympathikus und dort nach kranial bis zum Ganglion cervicale superius. Das periphere, postsynaptische Neuron verläuft auf der Oberfläche der A. carotis kranialwärts und zweigt auf dem Niveau der Orbita zum Auge ab, wo es die Pupille, das Oberlid und die Blutgefäße des Auges, insbesondere die der Konjunktiva innerviert.

Das Horner-Syndrom hat folgende Symptome:

- Mittelgradige Miose bei normaler Pupillenreaktion auf Licht und Akkommodation/Nahesehen,
- Leichte Ptose, die, im Gegensatz zur äußeren Okulomotoriuslähmung, nie vollständig ist,
- Erweiterung der konjunktivalen Gefäße.

Enophthalmus liegt nicht vor, obwohl dies in älteren Lehrbüchern so beschrieben wird.

Die Diagnose des Krankheitsprozesses, der zum Horner-Syndrom führt, wird in erster Linie von der Lokalisation der Schädigung in der oben beschriebenen sympathischen Bahn bestimmt. Die Lokalisation wird festgelegt, indem man die neurologischen

Symptome berücksichtigt, die das Horner-Syndrom begleiten können und indem man einige einfache pharmakologische Tests anwendet, die eine Denervierungsüberempfindlichkeit der Pupillen zeigen, wenn eine Funktionsstörung im 3. sympathischen Neuron vorliegt. Diese Tests müssen nur angewendet werden, wenn die Lokalisation des Krankheitsprozesses sich nicht bereits aus anderen neurologischen Symptomen ergibt, d. h. bei den seltenen Fällen, wo ein isoliertes Horner-Syndrom vorliegt.

27.1 Zentrales Horner-Syndrom bei Läsionen des Hirnstamms und des zervikalen Rückenmarks

Das Horner-Syndrom liegt ipsilateral zur Läsion vor. Es ist von einer Verminderung der Schweißsekretion auf der ganzen ipsilateralen Körperseite begleitet. Infolge der Nachbarschaft der efferenten ungekreuzten sympathischen und der afferenten gekreuzten spinothalamischen Bahnen findet man häufig eine Störung der Schmerz- und Temperaturempfindung auf der kontralateralen Körperseite. Das Niveau im Hirnstamm kann durch Blickparese oder Hirnnervenlähmungen und Funktionsstörung in den Bahnen festgelegt werden, die den Hirnstamm mit dem Kleinhirn verbinden. Horizontale Blickparese zeigt eine pontine Läsion an. Dasselbe gilt für Funktionsstörungen der Nn. trigeminus, abduzens und fazialis. Die kaudale Hirnnervengruppe ist bei Läsionen in der Medulla oblongata betroffen. Die Lehrbücher beschreiben auch heute noch charakteristische sog. gekreuzte Hirnstammsyndrome, die mit den Namen großer Neurologen bezeichnet werden und große lokalisatorische Bedeutung haben sollen. Das entspricht nicht unserer Erfahrung und fügt sich auch nicht in moderne Vorstellungen über die Pathogenese vaskulärer Hirnstammschädigungen ein, die sehr selten zu einer einzigen ischämischen Läsion führen. Die wichtige Überlegung ist, eine „gekreuzte" Symptomatik zu erkennen und auf den Hirnstamm, d. h. bei vaskulärer Ätiologie auf den hinteren Hirnkreislauf zu beziehen. „Gekreuzt" bedeutet: ipsilaterale nukleäre oder faszikuläre Hirnnervenlähmungen, kontralaterale Symptome der langen motorischen oder sensiblen Bahnen.

27.1.1 Hirnstamminsult. Die größte diagnostische Gruppe sind ischämische Hirnstammschädigungen. Sie beruhen auf embolischen Infarkten aus arteriosklerotischen Veränderungen vor allem der A. vertebralis oder auf autochthonem Verschluß kleinerer Hirnstammgefäße bei hypertensiver Arteriosklerose. Man kann vernünftigerweise nicht erwarten, daß diese Krankheitsprozesse nur zu einer einzigen umschriebenen Hirnstammläsion führen. Außerdem macht die große Variabilität der Gefäßversorgung des Hirnstamms das Auftreten prototypischer Syndrome sehr unwahrscheinlich. Selbst das häufigste Hirnstammsyndrom, das Wallenberg-Syndrom, wird häufiger in atypischer Symptomenkombination als genau entsprechend der ursprünglichen Beschreibung beobachtet. Charakteristisch für Hirnstammläsionen ist, daß ipsilateral Hirnnervenlähmungen und ein Horner-Syndrom vorliegen, wenn die zentrale sympathische Bahn mitbetroffen ist, ferner ipsilaterale oder kontralaterale zerebellare Ataxie sowie kontralaterale Hemiparese und/oder Sensibilitätsstörungen.

27.1.2 Primärer oder metastatischer Hirnstammtumor. Primäre oder metastatische Hirnstammtumoren finden sich hauptsächlich im Mittelhirn oder in der Brücke. Sie können zum Horner-Syndrom führen. Die Diagnose wird gestellt aufgrund der fortschreitenden Entwicklung der neurologischen Symptome, die in diesem Falle auf einen umschriebenen Bezirk des Hirnstamms zurückgeführt werden können. Bildgebende Verfahren und elektrophysiologische Untersuchungen bestätigen die Diagnose.

27.1.3 Syringomyelie, -bulbie oder intramedullärer Tumor. Im unteren Hirnstamm und im oberen Rückenmark kann das Horner-Syndrom durch eine Syringomyeliehöhle oder einen intramedullären Tumor von der gleichen Lokalisation ausgelöst werden. Die Lokalisation ist zentral in der Medulla oblongata oder im Rückenmark. Die führenden Symptome sind: zentrales Horner-Syndrom, ipsilaterale Beeinträchtigung des thermoregulatorischen Schwitzens und kontralaterale Sensibilitätsstörung für Schmerz und Temperatur. Wenn das Vorderhorn des Rückenmarks betroffen ist, entwickelt sich ipsilateral eine fortschreitende Atrophie der kleinen Handmuskulatur (s. Kapitel 26). Manche Patienten haben eine zentrale Paraparese, wenn die Läsion die Mittellinie überschreitet. Blasenstörungen sind selten.

27.2 Präganglionäres Horner-Syndrom

Nachdem sie das Rückenmark mit den ersten Thorakalwurzeln verlassen haben, schließen sich die sympathischen Fasern dem sympathischen Grenzstrang in seinem zervikalen Abschnitt an. Am proximalen Abschnitt dieses Verlaufs der sympathischen Bahnen kann eine Schädigung durch ein Lungenspitzenkarzinom (Pancoast-Tumor) entstehen. Dieser Tumor kann nur erfolgreich mit Bestrahlung und Operation behandelt werden, wenn er frühzeitig erkannt wird. Eine sehr charakteristische Kombination ist heftiger Schmerz in der Achselhöhle und später an der Beugeseite den Arm hinunter bis zur Hand, verbunden mit ipsilateralem Horner-Syndrom. Die Schweißstörung beschränkt sich auf die gleichseitige Gesichtshälfte und Schulterregion. Während der Tumor fortschreitet, dringt er in den Plexus brachialis ein. Die Schmerzen nehmen zu, und der Patient bekommt eine Atrophie der kleinen Handmuskulatur.

Andere Ursachen, z. B. eine Halsrippe, sind sehr selten.

Weiter kranial am Hals kann die Sympathikusbahn durch metastatische Infiltration oder Lymphknoten, durch chirurgische Extirpation von Lymphknoten oder, selten, durch ein Schilddrüsenkarzinom lädiert werden. In diesen Fällen besteht gleichseitige Schweißstörung in dem Gebiet, das gerade für den Pancoasttumor genannt wurde. Der Plexus brachialis bleibt frei. Lokale Schmerzen sind gering oder fehlen. Der präganglionäre Sitz der Läsion ist bewiesen, wenn keine Denervierungssüberempfindlichkeit der Pupille auf 0,1 %ige Adrenalinlösung in den Bindehautsack besteht (peripheres, drittes sympathisches Neuron intakt), während eine 2 %ige Kokainlösung zur Mydriasis führt. Die erweiternde Wirkung des Kokain auf die Pupille hängt von der Intaktheit des 3. sympathischen Neurons und entsprechend von der Gegenwart von Aminooxidase an den Endigungen der sympathischen Nervenfasern in der Iris ab. Nur beim präganglionären Horner-Syndrom wird also Instillation von Kokainlösung in die Konjunktiva zur Mydriasis führen.

27.3 Postganglionäres (peripheres) Horner-Syndrom

Das Horner-Syndrom ist nicht von Schweißstörungen begleitet. Es liegt Denervierungsüberempfindlichkeit mit Verminderung der Aminooxidase vor. Die lokale Applikation von Kokain in den Bindehautsack führt nicht zur Mydriasis. Einträufeln von Adrenalinlösung in einer Konzentration von 0,1 % führt mit einer Latenz von ungefähr 20 Minuten zu mittelgradiger Mydriasis. Eine so niedrige Konzentration bleibt auf der gesunden Seite ohne Effekt.

Es kommen verschiedene Krankheitsprozesse in Betracht, denen die Lokalisation in der Nähe der A. carotis interna in dem Abschnitt gemeinsam ist, wo sie durch die Schädelbasis und den Sinus cavernosus verläuft, in enger Nachbarschaft zum N. oculomotorius und zum Ramus nasociliaris des 5. Hirnnerven. Die wichtigsten Krankheitsprozesse sind paraselläre Granulome oder neoplastische Prozesse, ferner Tumoren und entzündliche Pseudotumoren der Orbita. Wenn klinisch die Lokalisation festgelegt ist, können nur Zusatzuntersuchungen zur Krankheitsdiagnose führen. Unter diesen sind die bildgebenden Verfahren von größtem Wert.

28 „Hypersomnie“

Hypersomnie kommt in zweierlei Weise vor: manche Patienten fallen in unpassenden Situationen plötzlich in Schlaf, während andere schlafen, sobald sie allein gelassen und nicht äußeren Stimuli ausgesetzt sind. Ihr Zustand unterscheidet sich aber dadurch vom Koma, daß sie leicht erweckt werden können.

28.1 Narkolepsie

Charakteristisch für narkoleptische Schlafanfälle ist ein imperativer Schlafdrang, der den Patienten mehrere Male am Tag überfällt. Er tritt nicht nur in Ruhesituationen auf, etwa beim Lesen oder beim Fernsehen. Selbst während der Patient sich bewegt und/oder eine Arbeit ausführt, die normalerweise seine Aufmerksamkeit erweckt, wird er imperativ vom Bedürfnis überfallen, sich hinzusetzen und einzuschlafen. Viele Patienten können mit aller Kraft den Schlafanfall zeitlich etwas verschieben, gewöhnlich können sie ihn aber nicht verhindern. Manche Patienten entwickeln Strategien, um ihre Schlafanfälle vor der Umgebung zu verbergen, beispielsweise indem sie auf die Toilette gehen. Diese Strategien werden dadurch begünstigt, daß der narkoleptische Schlafanfall gewöhnlich nur einige Minuten dauert. Danach wachen die Patienten auf und fühlen sich erfrischt, wie nach einem normalen Schlaf. In seltenen Fällen führen die Kranken statt einzuschlafen automatische Verhaltensweisen aus, die manchmal sehr komplex sein können und die Tätigkeiten fortsetzen, die der Patient zu Beginn der Attacke gerade ausführte.

Manche Patienten haben nur narkoleptische Schlafanfälle. Andere haben auch kataplektische Anfälle. Diese bestehen in einem plötzlichen und sehr kurzen Verlust des Muskeltonus. Wenn nur die Arme betroffen sind, läßt der Patient Gegenstände fallen, die er gerade hält oder mit denen er hantiert. Wenn der Verlust des Muskeltonus generalisiert ist, kann der Patient in die Knie stürzen. Die kataplektischen Anfälle werden durch plötzliche emotionale Regungen ausgelöst, wie Lachen oder Erschrekken.

Ein drittes Phänomen, das einige narkoleptische Patienten erleben, ist die sog. Schlaflähmung. Beim Einschlafen können die Patienten plötzlich ihre Gliedmaßen nicht mehr bewegen und auch keinen Laut mehr von sich geben, obwohl ihr Geist voll wach ist. Die Patienten erleben die Schlaflähmung als sehr bedrohlich, weil sie befürchten, ihre Atmung könne aussetzen (was nie eintritt), während sie unfähig sind, um Hilfe zu rufen. Die Schlaflähmung hört entweder spontan auf oder dann, wenn jemand den Patienten berührt oder ihn anspricht. Ähnliche Anfälle können während der Nacht oder in den Morgenstunden auftreten. Die meisten narkoleptischen Patienten haben einen sehr unruhigen Schlaf und erinnern sich an lebhafte, oft auch gewalttätige Träume.

Die Diagnose der Narkolepsie wird aufgrund sorgfältiger Anamnese gestellt. Neurologische und internistische Befunde sind unauffällig. Sehr wertvoll ist das EEG. Fast alle narkoleptischen Patienten fallen gleich zu Anfang der Ableitung in Schlaf. Häufig erreichen sie ohne Verzögerung das Schlafstadium C. Patienten mit kataplektischen Anfällen haben sog. „sleep onset REM periods" sehr frühzeitig während der Ableitungsperiode. Eine Ableitung des EEG während des gesamten Nachtschlafs zeigt ein unregelmäßiges Schlafmuster ähnlich dem von Kindern. Man hat daraus den Schluß gezogen, daß die Schlafmechanismen bei diesen Patienten nicht ausgereift sind.

28.2 Schlaf-Apnoe-Syndrom

Diese Form der Störung in der Schlaf-Wach-Regulation ist sehr häufig. Man kann sie leicht von der Narkolepsie unterscheiden. Die Patienten fallen nur dann in Schlaf, wenn sie sitzen und eine monotone Tätigkeit verrichten. Zu diesen gehören Autofahren (Unfallgefahr), Fernsehen, Lesen, Zuhören bei Vorträgen. Während sie schlafen, werden ihre Atemexkursionen flacher und langsamer, und schließlich setzen sie ganz aus. Nach einer apnoischen Pause von unterschiedlicher Länge setzt die Atmung mit einem lauten Schnarchen wieder ein. Die apnoischen Perioden kommen auch während des Nachtschlafs vor, und das häufig wiederholte laute Schnarchen kann selbst in einem Nachbarzimmer gehört werden. Die Patienten sind sehr übergewichtig, haben häufig einen hohen Blutdruck. Man findet eine Hyperkapnie und eine kompensatorische Polyglobulie. Dennoch besteht häufig eine chronische Hypoxämie, welche Antrieb, affektive Reaktionen und kognitive Leistungen beeinträchtigt. Die Diagnose wird durch polygraphische Registrierung von EEG, EMG, Augenbewegungen, nasalem Luftstrom, EKG, Atemexkursionen, O_2-Sättigung des Blutes und Körperlage gesichert. Sie muß wegen der therapeutischen Konsequenzen (u.U. regelmäßige CPAP-Beatmung während der Nacht) rechtzeitig gestellt werden.

28.3 Intoxikation

Andauernde Somnolenz ist auf Intoxikation verdächtig. Der Verdacht wird erhärtet, wenn der Patient eine verwaschene Sprache hat. Nystagmus ist häufig, aber nicht obligatorisch. Dasselbe gilt für Ataxie. Betaaktivität im EEG unterstützt die Diagnose früher als die toxikologischen Untersuchungen von Blut und Urin. Wichtig ist der Verlauf mit rascher Besserung der Bewußtseinslage und der EEG-Veränderungen während des Krankenhausaufenthaltes.

28.4 Stoffwechselstörung

Fast bei allen Stoffwechselstörungen kann der Patient somnolent werden. Die internistischen Diagnosen können hier nicht im einzelnen besprochen werden. Auf eine sehr häufige Ursache muß man jedoch hinweisen. Dies ist die Exsikkose bei älteren Patienten, die der neurologische Konsiliarius oft sieht. Die meisten dieser Patienten haben eine starke Erhöhung des Hämatokrit.

28.5 Organische Krankheitsprozesse des oberen Hirnstamms und des Dienzephalon

Jede organische Krankheit im oberen Hirnstamm kann zur Somnolenz führen. In Frage kommen primäre und metastatische Tumoren, hochgradige Stenosen oder Verschlüsse der A. basilaris oder ihrer Äste, bilaterale Thalamusinfarkte und hypertone Massenblutungen im Hirnstamm. Wenn die neurologischen Befunde den Ort der Schädigung, den Hirnstamm, anzeigen, sind bildgebende Verfahren am Platze. Wenn man weder eine Blutung noch direkte oder indirekte (z.B. Hydrocephalus occlusus) Zeichen eines Tumors findet, sollte man das EEG und die sensiblen oder sensorischen Reaktionspotentiale untersuchen, während gleichzeitig der Neuroradiologe sich zur Angiographie des hinteren Hirnkreislaufs vorbereitet. Nach unserer Erfahrung sollte, selbstverständlich nach sorgfältiger Abwägung, jede verfügbare Zusatzuntersuchung bei diesen unklaren Krankheitsfällen eingesetzt werden.

Ein Krankheitszustand kann allerdings bereits rein klinisch diagnostiziert werden: Wenn ein Patient nach jahrelangem Alkoholabusus bewußtseinsgetrübt wird und okuläre Symptome bekommt, vor allem ungleich weite Pupillen, partielle oder komplette Okulomotoriuslähmung, Nystagmus und Ataxie, so kann man die Diagnose der Wernicke-Enzephalopathie stellen (s. Kapitel 6). Dann sollte vor der invasiven Diagnostik ein Behandlungsversuch mit hochdosierten Gaben von Vitamin B_1 gemacht werden. Beim Alkoholkranken, aber auch bei anderen Personen, kann auch ein bilaterales subdurales Hämatom lediglich zur Somnolenz führen.

28.6 Kleine-Levin-Syndrom

Ein seltener Krankheitszustand ist die Hypersomnie bei übergewichtigen jungen Männern, die als Kleine-Levin-Syndrom bezeichnet wird. Bei diesen Personen wechseln Perioden von ununterbrochenem Schlaf, die einige Tage und Nächte andauern, mit kurzen Zeiten von Wachheit, während derer die Patienten eine Bulimie haben, d.h. große Mengen von Essen zu sich nehmen. Die neurologische Untersuchung zeigt normale Befunde, auch das EEG ist im Wachzustand normal. Die Verhaltensstörung bildet sich spontan wieder zurück. Man nimmt an, daß sie eine psychische Ursache hat.

28.7 Psychogene Hypersomnie

Eine psychogene Somnolenz tritt auch ohne dazwischen geschaltete Perioden von Bulimie auf. Gewöhnlich befinden sich die Patienten nicht im Tiefschlaf. Wenn sie diesen Eindruck erwekken, zeigt das EEG deutlich, daß sie tatsächlich wach sind. Bei der neurologischen Untersuchung wenden sie die Augen nach oben weg, wenn man versucht, die Lider zu öffnen. Der Muskeltonus ist etwas schlaff. Häufig fehlen die Reaktionen auf leicht schmerzhafte oder erschreckende Reize, die normalerweise bei einem Patienten mit organisch bedingter Somnolenz eine Weckreaktion hervorrufen. Die psychogene Somnolenz bildet sich nach wenigen Tagen wieder zurück.

29 Nackensteife

Eine Beeinträchtigung in der Vorwärtsbeugung des Kopfes (Nackensteife) kann vielerlei Ursachen haben. Die häufigste Ursache ist eine reflektorische Kontraktion der Nackenmuskeln bei einer Krankheit der Meningen. Die Meningen haben eine sehr reiche sensible Innervation, und jeder Zug, der auf die erkrankten Meningen durch Vorwärtsbeugen des Kopfes ausgeübt wird, kann schwere Schmerzen auslösen. Infolgedessen wirkt eine reflektorische Kontraktion der Nackenmuskeln der Vorwärtsbeugung entgegen. Manchmal wird der Kopf sogar in einer nach hinten geneigten Haltung fixiert (Opisthotonus). Eine andere Ursache für Nackensteife sind Tumoren der hinteren Schädelgrube. Die reflektorische Muskelanspannung kann so stark sein, daß nicht nur passive, sondern auch aktive Kopfbewegungen unmöglich sind. Auch Affektionen der Halswirbelsäule und Rigor der Nackenmuskeln können zur Nackensteife führen.

In einigen Fällen akuter fieberhafter Krankheiten bleibt die Ursache ungeklärt. Manchmal ist Nackensteife ein psychogenes Symptom.

29.1 Meningitis

29.1.1 Akute, eitrige Meningitis. Die Diagnose ist leicht zu stellen, wenn der Patient mit Fieber im Bett liegt, über schwere Kopfschmerzen klagt und Lichtscheu äußert. Nackensteifigkeit bildet sich schon in einem Frühstadium aus. Im weiteren Verlauf der Krankheit wird der Kopf nach rückwärts geneigt gehalten, und die Patienten liegen seitlich in einer allgemeinen Beugehaltung im Bett. Die Zeichen nach Kernig und Brudzinski sind stark positiv. Bei beiden Bewegungen wird ein Zug auf die Nervenwurzeln ausgeübt, die von entzündlichem Exsudat umgeben sind. Bei der akuten, eitrigen Meningitis ist der Patient gewöhnlich bewußtseinsgestört, häufig delirant und kann auch komatös werden. Diese allgemeinen Symptome können von Reflexveränderungen, pathologischen Reflexen, Hirnnervenlähmungen und Jacksonanfällen begleitet werden. Diese Zusatzsymptome werden hier nicht im einzelnen beschrieben.

Im Liquor findet man viele Tausend polynukleäre Zellen, eine starke Eiweißerhöhung, eine deutliche Verminderung der Glukose. Entsprechend ist das Laktat erhöht. Die Mikroorganismen werden mikroskopisch nachgewiesen, sofern der Patient nicht antibiotisch vorbehandelt ist.

29.1.2 Akute lymphozytäre und aseptische Meningitis. Die Termini lymphozytäre und aseptische Meningitis werden austauschbar verwendet, wenn man eine Meningitis oder genauer: eine Meningoenzephalitis vermutet, die durch Viren hervorgerufen wird. Die Krankheiten setzen meist akut ein. Die initialen Beschwerden und Symptome sind denen der eitrigen Meningitis ähnlich, jedoch ist das Fieber gewöhnlich nicht so hoch, und die Patienten sind seltener delirant. Sie werden nicht komatös. An neurologischen Symptomen findet man lediglich Hirnnervenlähmungen. In den ersten Tagen kann im Liquor ein gewisser Prozentsatz polynukleärer Zellen nachweisbar sein. Das Eiweiß ist nicht so stark erhöht wie bei der eitrigen Meningitis. Die Glukose ist normal, das Laktat verhältnismäßig niedrig.

29.1.3 Subakute oder chronische Meningitis. Im Gegensatz dazu ist die chronische Meningitis, z.B. die tuberkulöse oder die Pilzmeningitis schwierig zu diagnostizieren, weil häufig viele oder alle der eben genannten Symptome und Beschwerden nur sehr schwach ausgeprägt sind. Der Liquor zeigt ein lymphozytäres oder plasmazelluläres Zellbild, manchmal eosinophile Zellen. Ist das Eiweiß auf mehr als das Doppelte vermehrt und der Liquorzucker weit unter die Hälfte des Blutzuckers vermindert, muß man auf Tuberkulose untersuchen (Ausstrich oft unergiebig; Tierversuch!) und schon vor dem Eintreffen der Befunde tuberkulostatisch behandeln – Pilzinfektionen sind bei AIDS-Patienten häufig. MR-Befunde siehe 29.1.4.

29.1.4 Meningeosis carcinomatosa und leucaemica. Nackensteife bei einem afebrilen Patienten, der allgemein krank wirkt, sollte den Verdacht auf Meningeosis carcinomatosa erwecken. Diese Diagnose liegt besonders dann nahe, wenn der Patient über sehr heftige Kopfschmerzen klagt. Ein Primärtumor muß bei der Routineuntersuchung nicht notwendig auffindbar sein. Selbst die Standardlaboruntersuchungen können normal sein.

Das trifft nicht auf die leukämische Meningeosis zu, bei welcher die Laboratoriumsbefunde häufig die Annahme einer hämatologischen Krankheit nahelegen. Manchmal beschränken sich die Befunde auf eine starke Erniedrigung der Thrombozyten oder eine Beeinträchtigung der Gerinnungsmechanismen. Im Liquor findet man häufig Tumorzellen. Das Eiweiß ist gewöhnlich stark erhöht, Glukose reduziert, und das Laktat ist entsprechend erhöht. Der diffuse Befall der Meningen kann, übrigens auch bei tuberkulöser Meningitis, mit bestimmten Sequenzen in der Kernspintomographie bildlich dargestellt werden.

29.2 Subarachnoidealblutung

Das klinische Syndrom der Subarachnoidealblutung ist im Kapitel 7 beschrieben. Die Beschwerden und Symptome setzen akut ein. Das führende Symptom ist ein Kopfschmerz von einer Art und Schwere, die der Patient noch nie zuvor erlebt hat. Die meisten Patienten sind nackensteif. Die Zeichen von Kernig und Brudzinski sind im Anfangsstadium nicht immer positiv. Bei der Lumbalpunktion gewinnt man blutigen Liquor. Nach Zentrifugieren ist der Überstand xanthochrom, sofern das Ereignis mehr als 5 Stunden zurückliegt. Weitere Einzelheiten sind in Kapitel 7 beschrieben.

29.3 Tumoren der hinteren Schädelgrube oder des kranio-spinalen Übergangs

Eine nach hinten gebeugte Haltung des Kopfes und manchmal auch eine Seitwärtsneigung findet man bei Tumoren der hinteren Schädelgrube und des kranio-spinalen Übergangs. Diese Patienten zeigen auch reflektorische Nackensteife bei passiven Kopfbewegungen nach vorne oder zur Seite. Sie haben kein Fieber und keine Lichtscheu. Gewöhnlich hatten sie schon längere Zeit Kopfschmerzen, die bedauerlich häufig durch chiropraktische Maßnahmen behandelt wurden. In dem Stadium, das hier erörtert wird, tritt häufig Erbrechen auf, und zwar spontan und mehr noch bei Bewegung des Kopfes. Viele Patienten haben eine Stauungspapille. Eine wichtige Ausnahme ist das Hämangioblastom (Lindau-Tumor). Manche Patienten haben Parästhesien in beiden Händen, die man auf eine Reizung der Hinterstrangkerne zurückführt. Die Diagnose wird durch bildgebende Verfahren gestellt.

29.4 Parkinsonsche Krankheit

Viele Kranke mit Parkinson haben einen Rigor der Nackenmuskeln. Dementsprechend muß die aktive oder passive Vorwärtsbewegung oder Drehung des Kopfes einen muskulären Widerstand überwinden, der oft schmerzhaft ist, weil die Zwangshaltung teilweise durch Gelenkversteifung fixiert ist. Wartenberg hat diese Nackensteife der Parkinson-Patienten als sehr wichtiges Symptom bei dem von ihm beschriebenen Kopffalltest hervorgehoben. Wenn man den Patienten waagerecht auf das Bett legt, seinen Kopf passiv etwa 30 Grad anhebt und dann die Unterstützung plötzlich zurückzieht, wird der Kopf des Parkinson-Kranken nicht abrupt zurückfallen, sondern nur langsam in die Horizontale zurücksinken.

29.5 Progressive supranukleäre Lähmung (Steele-Richardson-Syndrom)

Nackensteife ist ein hervorstechendes Syndrom der progressiven supranukleären Lähmung. Dies ist eine seltene degenerative Krankheit von unbekannter Ätiologie. Die führenden Symptome sind vertikale Blicklähmung nach unten, die sich langsam zu einer vollständigen Blicklähmung in alle Richtungen ausweitet, während der Patient gleichzeitig oder danach einen parkinsonartigen Rigor und eine Akinese bekommt. Der Antrieb ist vermindert, die Affektivität nivelliert, was als „subkortikale Demenz“ beschrieben worden ist.

29.6 Krankheitsprozesse der Halswirbelsäule einschließlich Bechterewsche Krankheit

Jede Krankheit der Halswirbelsäule wird selbstverständlich die aktiven und oft auch passiven Bewegungen beeinträchtigen. Versuche, den muskulären Widerstand zu überwinden, rufen Schmerzen hervor. Gewöhnlich ist der spontane Schmerz aber nur mäßig. Die Patienten haben kein Fieber und wirken nicht allgemein krank. Die wichtigste Krankheit ist die Spondylitis ankylopoetica. Die Diagnose wird radiologisch und durch den Nachweis von HLA-B27 gestellt.

29.7 Nackensteife bei vermutetem Virusinfekt

Wir sehen regelmäßig in der Notaufnahme oder auf der Intensivstation Patienten mit akuten Kopfschmerzen, mäßigem oder hohem Fieber und allgemeinem Krankheitsgefühl, bei denen trotz deutlicher Nackensteife der Liquor normal ist. Die Patienten haben oft die Laborkonstellation eines akuten Virusinfektes. Eine vertretbare Hypothese ist, daß eine virusbedingte Myositis der Nackenmuskeln (und vermutlich auch anderer Muskeln) vorliegt. Die CK ist aber nicht nennenswert erhöht, und diese Patienten werden in wenigen Tagen beschwerdefrei.

29.8 Psychogene Fehlhaltung

Nackensteife gehört zu den prototypischen psychogenen Symptomen. Meist ist sie nur bei der Untersuchung vorhanden, während die spontane Kopfbeweglichkeit weniger oder gar nicht eingeschränkt ist. Oft wird die Nackenmuskulatur hart angespannt, während das Zeichen nach Lasègue negativ ist und die Patienten sich mit durchgedrückten Knien „zur Kraftprüfung der Beckenmuskeln" aufsetzen können. Fieber und eine entzündliche Laborkonstellation fehlen meist.

Beim Münchhausen-Syndrom setzt die psychogene (im doppelten Sinne:) Fehlhaltung umfangreiche Untersuchungen in Gang, die der Patient geduldig auf sich nimmt. Viele Münchhausen-Patienten haben ein Dutzend und mehr Krankenhausaufenthalte, oft mit invasiven Untersuchungen und operativen Eingriffen, hinter sich.

30 Plötzlicher Bewußtseinsverlust

30.1 Synkope
30.2 Generalisierter epileptischer Anfall
30.3 Intrazerebrales Hämatom (Massenblutung)
30.4 Subarachnoidealblutung
30.5 Thrombose der Arteria basilaris
30.6 Kopftrauma
30.7 Psychogen

In den meisten Fällen, in denen ein Patient plötzlich das Bewußtsein verliert, wird man keine Beschreibung des Hergangs erfahren können. Gewöhnlich ist auch die Anamnese in bezug auf weiter zurückliegende Krankheitsereignisse ziemlich unergiebig, weil die Verwandten des Patienten entweder zu aufgeregt oder einfach uninformiert sind.

30.1 Synkope

Die häufigste Ursache ist eine der Varianten von Synkopen. Diese werden im einzelnen in Kapitel 31 beim plötzlichen Verlust des Haltungstonus besprochen. Häufig verliert der Patient aber nicht nur den Haltungstonus, sondern auch das Bewußtsein, wenn auch nur für einige Sekunden. Längere Bewußtlosigkeit ist selten.

30.2 Generalisierter epileptischer Anfall

Eine postparoxysmale Bewußtlosigkeit ist scheinbar eine einfache Situation, jedoch kann der Krampfanfall unbemerkt geblieben sein oder er wird aus verschiedenen Gründen nicht berichtet. Man kann sich kaum vorstellen, in welchem Ausmaß die Familie sich ihres epileptischen Verwandten schämt. Unter den typischen Symptomen kann der Zungenbiß fehlen. Einnässen kann verschiedene Ursachen haben. Eine postparoxysmale Halbseitenlähmung kann den Diagnostiker in die Irre leiten, wenn der

Patient jenseits des Alters ist, das man euphemistisch die besten Jahre nennt (siehe Kapitel 5). Ein nützlicher Befund ist die Erhöhung des CPK-Spiegels im Serum. Die Patienten müssen mit EEG und bildgebenden Verfahren untersucht werden, am besten in einer Fachklinik.

30.3 Intrazerebrales Hämatom (Massenblutung)

Eine intrazerebrale Blutung tritt gewöhnlich bei chronisch hypertensiven Patienten auf. Die Ursache ist das Einreißen eines kleinen arteriosklerotischen Aneurysmas. Bevorzugte Lokalisationen sind die Stammganglien, die Brücke und das Kleinhirn. Der Patient wird dann schläfrig oder unerweckbar bewußtlos (d.h. im Koma) aufgefunden. Er hat gewöhnlich eine Halbseitenlähmung, die man auch beim bewußtlosen Patienten an der einseitigen Verminderung des Muskeltonus diagnostizieren kann. Die Eigenreflexe können auf der gelähmten Seite vermindert sein, aber pathologische Reflexe sind meist auslösbar. Bei Blutungen in die Großhirnhemisphären haben die Patienten häufig eine konjugierte Abweichung der Augen zur Seite der Hirnläsion. Bei Blutungen in die Brücke haben sie mit großer Wahrscheinlichkeit eine Tetraplegie mit doppelseitigen pathologischen Reflexen und okulomotorischen Symptomen in verschiedenartiger Kombination. Wenn die Augen konjugiert zur Seite gewendet sind, dann in die Richtung fort von der einseitigen Brückenläsion, im Gegensatz zur Hemisphärenschädigung, wo sie zur Seite der Läsion gewendet sind. Das hemisphärische okulomotorische System schiebt die Augäpfel zur kontralateralen, das pontine zur ipsilateralen Seite hinüber. „Schwimmende" konjugierte oder diskonjugierte Augenbewegungen sind häufig und haben für die Lokalisation innerhalb des Hirnstamms nur geringen diagnostischen Wert. Spontanystagmus schlägt bei Brückenläsionen gewöhnlich horizontal und bei Mittelhirnläsionen vertikal.

Das sogenannte *Ocular bobbing* (ruckartige konjugierte Abwärtsbewegung der Bulbi mit langsamer Rückkehr zur Mittelstellung) wird am häufigsten bei einer Kompression des unteren Hirnstammes durch eine raumfordernde Läsion des Kleinhirns beobachtet. Es ist häufig, aber nicht mit absoluter Sicherheit ein Zeichen der irreversiblen Funktionsstörung des Hirnstamms. Die Abschwächung des okulozephalen Reflexes geht der Tiefe des Komas parallel.

Pupillenstörungen sind häufig. Bilaterale Miose zeigt eine Schädigung auf dem Niveau der Brücke an, sofern die Lichtreaktion erhalten ist. Das kann man manchmal nur mit Hilfe einer Lupe feststellen. Einseitige Mydriasis wird beobachtet, wenn das Kerngebiet des Oculomotorius oder seine autonomen efferenten Fasern in der Mittelhirnhaube lädiert sind. Bilaterale Mydriasis ist ein prognostisch sehr schlechtes Zeichen. Der Liquor muß nicht blutig sein. Bildgebende Verfahren zeigen den Ort und die Ausdehnung der Blutung und ihren raumfordernden Charakter an. Dieser kann neurochirurgisches Eingreifen notwendig machen. Auch sechzigjährige hypertensive Patienten können eine Hirnblutung bei einer Gefäßmißbildung bekommen. Deshalb ist nach Resportion der Blutung (CT) eine kernspintomographische Untersuchung angezeigt.

30.4 Subarachnoidealblutung

Die Diagnose der Subarachnoidealblutung ist im Kapitel 7 erörtert. Hier ist der Hinweis wichtig, daß einige Patienten nach einer Subarachnoidealblutung bewußtlos aufgefunden werden. Fast immer besteht Nackensteifigkeit, und bei der Lumbalpunktion wird man blutigen Liquor gewinnen. Es gehört zum Standard, daß der Liquor zentrifugiert werden muß, weil selbst der erfahrenste Arzt eine Vene anpunktieren und dadurch eine artefizielle Beimischung von Blut zum Liquor produzieren kann. Die bildgebenden Verfahren stellen das Blut in den Subarachnoidealräumen deutlich dar und können selbst Anhaltspunkte für die Prognose geben. Sehr ausgedehnte Blutgerinnsel machen das Auftreten von arteriellen Spasmen innerhalb der nächsten Tage wahrscheinlich. Spasmen von Piaarterien kann man durch transkranielle Doppleruntersuchung nachweisen. Auch der Hydrocephalus communicans wird leicht und genau durch Computertomographie erkannt.

30.5 Thrombose der Arteria basilaris

Eine Thrombose der Arteria basilaris setzt selten ein, ohne daß charakteristische Symptome einige Tage lang vorangegangen sind. Die Patienten oder ihre Angehörigen berichten, daß der Kranke eine dysarthrische Sprechweise hatte, über Doppelbilder klagte, eine lokomotorische Ataxie und/oder Mißempfindungen in den distalen Gliedmaßenabschnitten hatte. Diese Warnsymptome fluktuieren gewöhnlich, bis der Patient plötzlich oder schnell das Bewußtsein verliert. Die Anamnese ist bei diesen Fällen von größter Bedeutung.

Die neurologischen Befunde sind ähnlich denen, die für die Brückenblutung beschrieben sind. Die Ultraschalluntersuchungen sind in diesen Fällen von großem Nutzen. Die Vertebralarterien haben ein abnormes Flußmuster. Der wichtigste Befund ist ein sog. Widerstandsprofil, das man selbst bei einem Verschluß der Arteria basilaris findet. Die transkranielle Ultraschalluntersuchung kann direkt den Fluß in der Arteria basilaris messen und erleichtert die Selektion von Patienten, bei denen man sich für die Angiographie entscheidet. Die Angiographie des hinteren Hirnkreislaufs zeigt eine vertebrobasiläre Stenose oder Okklusion. Ein sehr typischer Befund ist der zusätzliche Verschluß an der Basilarisspitze, der gewöhnlich eine arterio-arteriell embolische Ursache hat. Die Computertomographie erlaubt die Differenzierung von der Hirnstammblutung und kann Infarkte in abhängigen Territorien (Hirnstamm, Kleinhirnhemisphären) darstellen.

Akute hochgradige Stenosen oder Verschlüsse im vertebrobasilären System können heute als Notfallmaßnahme entweder durch Heparin-Dauerinfusion oder in Spezialkliniken durch intraarterielle thrombolytische Therapie behandelt werden.

30.6 Kopftrauma

Das Trauma selbst kann der Beobachtung entgangen sein. Man findet den Patienten im Koma mit irgendeiner Kombination von Symptomen, die in den vorangegangenen Abschnitten beschrieben sind. Es ist wichtig, jeden komatösen Patienten auf eine

Kopfplatzwunde zu untersuchen, weil im Falle eines Komas nach Kopftrauma der Patient gründlich und wiederholt auf die Entwicklung eines epiduralen oder subduralen Hämatoms untersucht werden muß.

Diese Komplikationen müssen befürchtet werden, wenn das Koma sich vertieft und sich eine Hemiplegie einstellt. Traumatische Hämatome sind im Computertomogramm rasch und zuverlässig zu erkennen. Eine CT-Untersuchung stellt auch, sofort oder nach 24 Stunden, Kontusionsherde in Gehirn dar und läßt gegebenenfalls die Zeichen der Hirnschwellung erkennen.

30.7 Psychogen

Typische Zeichen des psychogenen „Koma" sind krampfhaftes Schließen der Augenlider, wenn der Untersucher versucht, die okulomotorischen und pupillomotorischen Funktionen zu prüfen, ferner konjugierte Abweichung der Augen nach oben, wenn man die geschlossenen Augenlider öffnet sowie Fehlen der Reaktion auf schmerzhafte Stimuli bei erhaltenem Blinkreflex, wenn der Untersucher die Wimpern berührt. Hier können nicht alle möglichen Verhaltensmuster beschrieben werden. Es ist wichtig, daß der Arzt ein Gefühl für Unstimmigkeiten in den Befunden bei einem scheinbar bewußtlosen Patienten entwickelt. Das EEG kann die Situation klären.

31 Plötzlicher Verlust des Haltungstonus (mit und ohne Verlust des Bewußtseins)

Selten tritt ein plötzlicher Verlust des Haltungstonus als ein einmaliges Ereignis auf. Wiederholtes Auftreten ist die Regel, und wenn der Patient den Arzt aufsucht, ist er oder sind seine Angehörigen schon in der Lage, die Umstände zu beschreiben, die die Anfälle begünstigen. Die Diagnose beruht zu einem großen Teil auf sorgfältiger Anamnese. Hinstürzen bei generalisierten epileptischen Krampfanfällen wird hier nicht behandelt.

31.1 Myoklonisch-astatischer epileptischer Anfall

Diese Anfälle setzen in der frühen Kindheit, etwa im Alter von 2 bis 4 Jahren ein. Der einzelne Anfall dauert nur einige Sekunden. Die Kinder fallen vertikal zusammen, sie verlieren nicht das Bewußtsein und können sofort wieder aufstehen. Den Anfällen können generalisierte Beugemyoklonien der Arme, Zuckungen der Gesichtsmuskulatur oder orale Automatismen vorangehen. Die Attacken treten in Serien auf, die von freien Intervallen bis zu einer Stunde unterbrochen sind. Infolge der großen Heftigkeit der Anfälle haben die Kinder multiple Verletzungen erlitten. Einige werden von den Eltern durch Bandagen gegen die Stürze geschützt. Die geistige Entwicklung ist retardiert, und die Kinder können Verhaltensstörungen der verschiedensten Art haben. Das EEG ist immer pathologisch. Es zeigt irreguläre Aktivität von hoher Amplitude und langsamer Frequenz mit dazwischen gestreuten scharfen Wellen.

31.2 Gewöhnliche Synkope

Die Synkopen setzen in der Regel in der Adoleszenz oder im jungen Erwachsenenalter ein. Sie können sich aber lange nach dieser Zeit wiederholen. Im Anfangsstadium sind die auslösenden Situationen solche, bei denen es zu orthostatischen Blutdruckregulationsstörungen mit mangelhafter sympathischer und vorwiegend parasympathischer Innervation des kardiovaskulären Systems kommt. Die Synkopen treten also auf, wenn der Patient sich rasch erhebt oder wenn er längere Zeit verhältnismäßig unbeweglich stehen muß. Emotionale Belastung begünstigt die Attacken. Später reicht schon eine geringe Belastung aus, um die Synkope auszulösen, und psychische Einflüsse treten in den Vordergrund.

Der einzelne Anfall verliert dann langsam seine charakteristischen Züge. Diese bestehen darin, daß es dem Patienten schwarz vor den Augen wird, er verspürt einen unsystematischen Schwindel, Ausbruch von kaltem Schweiß und sinkt schließlich langsam zu Boden. Später fällt er abrupt zu Boden, und in diesem Stadium kann es zu Urinabgang kommen, der Patient kann sich verletzen, auf die Zunge beißen und das Bewußtsein für Zeiten bis zu einer Stunde verlieren. Unter diesen Umständen kann es schwierig sein, eine klinische Unterscheidung von epileptischen Anfällen zu treffen, wenn man nicht einen Anfall selbst beobachtet und den Patienten blaß anstatt gerötet findet, die Augen geschlossen anstatt offen und die Pupillen eng statt weit und unreaktiv. Ein kurzes tonisches Strecken der Gliedmaßen kommt auch bei Synkopen vor, selbst einige kurze klonische Zuckungen. Man führt diese auf eine schnell vorübergehende Hypoxie des Gehirns zurück, in welcher sich große Populationen von Nervenzellen synchron entladen.

Das EEG ist normal, sobald man Gelegenheit zur Ableitung hat, und es bleibt normal auch nach Schlafentzug und während einer 24-Stunden-Ableitung.

31.3 Husten-, Schluck- und Miktions-Synkope

Es gibt einige gut definierte Situationen, die Synkopen provozieren. Unter diesen sind die wichtigsten Husten, Schlucken und die nächtliche Miktion. In allen diesen Situationen kommt es zu einem raschen Überwiegen des Parasympathikustonus. Die Patienten fallen nur dann zusammen, wenn die typische auslösende Situation eintritt, also nicht einmal beim Schlucken und das andere Mal bei der Miktion. Man findet auch selten, wenn überhaupt, psychische Einflüsse auf die Häufigkeit der Synkopen.

31.4 Adams-Stokes-Syndrom

Beim Adams-Stokes-Syndrom werden die Ereignisse, die in den vorangehenden Abschnitten beschrieben sind, durch eine paroxysmale Asystolie hervorgerufen, die länger als 10 Sekunden dauert oder seltener durch eine paroxysmale Tachykardie mit einer Herzfrequenz von 180 oder 200. Bei extremer Tachykardie ist die Auswurfleistung des Herzens in einem solchen Maße vermindert, daß es zur zerebralen Hypoxie kommt. Die Diagnose wird durch den Kardiologen gestellt. Der Allgemeinarzt oder Neurologe sollte eine kardiale Ursache der Synkope vermuten, wenn das EKG grob verändert ist.

31.5 Drop attack

Früher wurden Drop attacks als eines der vielen Symptome der sog. vertebro-basilären Durchblutungsinsuffizienz beschrieben. Das Konzept der chronischen Durchblutungsinsuffizienz, d.h. der chronischen Sauerstoffmangelschädigung des Gehirns bei stenosierenden Arterienkrankheiten wird aber heute nicht mehr vertreten. Drop attacks treten hauptsächlich bei Frauen im mittleren Lebensalter auf, und ihre Pathogenese bleibt meist ungeklärt.

Die Patienten, die sich im übrigen gesund fühlen, fallen plötzlich nieder, und zwar auf die Knie. Sie berichten keine auslösende Situation, etwa eine solche, die das Kreislaufsystem besonders belastet. Sie verlieren in der Regel nicht das Bewußtsein, sondern können sich schnell wieder aufrichten. Sie erleben keine Ohnmacht und keine Veränderung der Herzfrequenz. Sie beschreiben den Anfall „als ob plötzlich die Beine nicht mehr die Kraft haben, den Körper zu tragen". Verletzungen der Knie sind häufig.

Ultraschalluntersuchungen des hinteren Hirnkreislaufs ergeben nur ganz selten grobe Abnormitäten, wie einen Subklavia-Anzapf-Mechanismus, eine bilaterale Vertebralisabgangsstenose oder eine hochgradige Stenose der A. basilaris. Die übrigen Zusatzuntersuchungen sind in der Regel normal. Manchmal besteht eine arterielle Hypertonie mit cerebraler Mikroangiopathie.

31.6 Kataplektischer Anfall

Eine genaue Beschreibung der kataplektischen Anfälle ist im Kapitel 28 gegeben. Sie werden hier nur als eine der selteneren Ursachen für plötzlichen Verlust des Haltungstonus erwähnt.

31.7 Psychogene Ohnmacht

Es wurde schon erwähnt, daß sehr häufig die Synkopen infolge orthostatischer Regulationsstörung in psychogene Ohnmachten übergehen. Damit soll nicht gesagt werden, daß autonome Funktionsstörungen eine starke positive Korrelation mit „psychogenem Verhalten" haben. Man sollte aber im Gedächtnis behalten, daß eine Persönlichkeitsstruktur, die zu Konversionssymptomen disponiert, sich leicht des Mechanismus der Synkope bedienen kann. Für einige Patienten, nicht nur die jüngeren, sind die Kenntnisse des Psychiaters gleich wichtig wie die des Kardiologen. Dabei sind Ausschlußdiagnosen sehr schwierig.

31.8 Basilaris-Migräne

Bei Migräne, besonders bei Basilaris-Migräne, ist plötzlicher Tonusverlust ein selteneres Symptom. Es tritt auch nicht während eines jeden Anfalles auf. Gewöhnlich werden die Patienten ohnmächtig, fallen zu Boden und verlieren für einige Sekunden das Bewußtsein. Das Symptom ist nicht alarmierend, wenn man weiß, daß es bei einem Migränepatienten auftritt.

32 Plötzlicher Verlust des Sprachvermögens

32.1 Migraine accompagnée
32.2 Linkshemisphärischer Schlaganfall
32.3 Postparoxysmaler Zustand
32.4 Hirntumor oder Hirnabszeß
32.5 Zerebrale Sinusthrombose
32.6 Herpes-simplex-Enzephalitis

Wenn ein Patient plötzlich das Sprachvermögen verliert, soll man bemüht sein festzulegen, ob er eine Anarthrie hat, d.h. aus motorischen Gründen gesprochene Sprache nicht mehr hervorbringen kann, oder ob er aphasisch ist. Im ersten Fall hat er eine Störung in der Koordination der Feinmotorik, die der Artikulation, der Stimmgebung und der Sprechatmung zugrundeliegt. Im zweiten Fall hat er eine supramodale Störung des Sprachvermögens.

Die Aufgabe ist nicht leicht, selbst wenn der Patient wach und kooperativ ist, was aber bei einem akuten Krankheitsfall nicht immer erwartet werden darf. Wenn der Patient auf einfache Fragen Ja/Nein-Antworten gibt, hat er eine 50%ige Trefferquote beim Raten. Zudem haben auch aphasische Patienten oft eine bemerkenswerte Fähigkeit, die allgemeine Bedeutung der sprachlichen Äußerung des Gesprächspartners mit Hilfe einer Schlüsselwortstrategie zu erfassen. Dabei hilft ihnen ihr „pragmatisches" Verständnis für die soziale Situation, welches durch die linguistische Störung ja nicht beeinträchtigt ist.

Die Möglichkeiten der Untersuchung mit einfachen Anweisungen können dadurch beschränkt sein, daß der Patient hemiplegisch und/oder bettlägerig ist. Zusätzlich kann eine begleitende Apraxie das Ausführen von aufgegebenen Bewegungen behindern. Selbst scheinbar einfache Anweisungen, wie „Öffnen Sie Ihren Mund" oder „Strecken Sie Ihre Zunge heraus" können von einem Patienten mit Gesichtsapraxie nicht oder jedenfalls nicht korrekt befolgt werden. Apraktische Patienten werden bei unterschiedlichen, aufeinanderfolgenden Aufgaben meist eine Bewegung oder Elemente davon perseverieren.

Das Lesen ist nicht einfach zu überprüfen, weil es eine gesprochene, gestische oder motorische Reaktion verlangt. Die Überprüfung des Schreibens kann die Entscheidung: Anarthrie oder Aphasie erleichtern. Wenn der Patient eine rechtsseitige Hemiplegie hat, kann man ihm Konstituenten von Sätzen auf kleineren Stücken Papier vorlegen und ihm die Aufgabe stellen, die Konstituenten so zu ordnen, daß sie einen korrekten Satz ergeben. Selbst erfahrene Aphasiologen werden aber in einigen Fällen ihre Entscheidung verschieben müssen. Das ist etwa dann der Fall, wenn der Patient noch nicht einmal einen Versucht unternimmt, einen Laut zu äußern (Anarthrie) oder gestisch zu reagieren. Im Verlauf kann das Bild rasch wechseln. Eine Aphasie, die bei der ersten Untersuchung deutlich war, kann sich rasch zurückbilden, und man stellt am folgenden Tage nur eine Dysarthrie, also eine rein motorische Sprechstörung fest. Für die Krankheitsdiagnose ist das Lebensalter des Patienten von großer Bedeutung.

32.1 Migraine accompagnée

Bei einem jungen Menschen, der plötzlich das Sprachvermögen verliert, vermuten wir in erster Linie einen Anfall von Migraine accompagnée. Die typische Kombination von Beschwerden und Symptomen ist: akuter oder subakuter Sprachverlust, häufiger ohne als mit Hemiplegie, von Kopfschmerzen gefolgt, die der Patient gewöhnlich auch schon vorher hatte, selbst wenn sie dann nicht von neurologischen Symptomen begleitet waren. Wenn es sich um den ersten Migräneanfall handelt, ist die Familienanamnese wichtig: Migräne ist in 60% der Fälle familiär.

Im EEG wird man mit großer Wahrscheinlichkeit einen umschriebenen Herd langsamer Wellen in der linken Temporo-Parietal-Region finden, der bis zu 3 Wochen bestehen bleiben kann. Eine Allgemeinveränderung liegt gewöhnlich nicht vor. Bildgebende Verfahren zeigen normale Verhältnisse. Eine schwere fokale EEG-Veränderung bei normalem CT-Befund am

2. Tag nach Auftreten der Sprachstörung ist äußerst charakteristisch für Migraine accompagnée. Eine wichtige Ausnahme ist die Herpes-simplex-Enzephalitis (s. unten). Natürlich sollte der Patient kein Herzgeräusch haben, das den Verdacht auf eine zerebrale Embolie lenkt.

Eine Emboliequelle kann durch UKG-Untersuchung bestätigt oder ausgeschlossen werden. Gefäßgeräusche am Hals sind sehr unzuverlässig. Man soll die Ultraschalldopplersonographie anwenden. Wenn man sie zur Verfügung hat, ist die transkranielle Doppleruntersuchung sehr wertvoll. Man findet im Migräneanfall häufig eine Beschleunigung des Blutflusses in der A. cerebri media.

Wenn der Migränepatient in der Altersgruppe 40 bis 50 Jahre ist, kann er zusätzlich eine asymptomatische stenosierende Gefäßläsion am Hals haben. Der typische Kopfschmerz, die rasche Besserung der Beschwerden und Symptome und das Fehlen morphologischer Veränderungen im CT oder MRI, im Gegensatz zu andauernden fokalen EEG-Veränderungen erlauben aber doch die zutreffende Diagnose. Liquoruntersuchung ist überflüssig, sofern Beschwerden und Symptome nicht fortschreiten, was den Verdacht auf die Diagnose Herpes-simplex-Encephalitis erwekken muß.

32.2 Linkshemisphärischer Schlaganfall

Beim älteren Patienten ist ein Gefäßinsult die wahrscheinlichste Diagnose. In den meisten Fällen wird der akute Verlust des Sprachvermögens von rechtsseitiger Hemiparese oder Hemiplegie, von rechtsseitiger Gefühlsstörung und manchmal auch Hemianopsie oder rechtsseitigem visuellen Neglect begleitet sein. In diesen Fällen sollen alle diagnostischen Überlegungen und Untersuchungen, die in Kapitel 5 beschrieben sind, ausgeführt werden. Nur die bildgebenden Verfahren erlauben es, zuverlässig zwischen einer intrazerebralen Blutung und einem ischämischen Gefäßinsult zu unterscheiden.

Verlust des Sprachvermögens beruht fast immer auf einem linksseitigen Gefäßinsult. Selten kann er als akute Anarthrie (dann aber mit erhaltenem Sprachverständnis) bei rechtshemisphärischem Gefäßinsult auftreten. Die Sprechstörung bessert sich in diesen Fällen rasch.

Eine Durchblutungsstörung im hinteren Hirnkreislauf kann zu einer schweren Dysarthrie, also einer Störung von Artikulation, Sprechatmung und Stimmgebung führen. Dabei muß man, v.a. mit Hilfe von Dopplersonographie und CT zwischen einer Hirnstammlakune bei hypertensiver cerebraler Mikroangiopathie und einem thrombo-embolischen Gefäßverschluß unterscheiden. Nur bei einer Basilaristhrombose mit akinetischem Mutismus wird der Patient aber vollständig unfähig sein zu sprechen. Mit einiger Erfahrung kann man zwischen einer schlaffen bulbären und einer spastischen hemisphärischen Dysarthrophonie unterscheiden.

32.3 Postparoxysmaler Zustand

In allen Altersgruppen jenseits der Kindheit kann akuter Sprachverlust nach einem epileptischen Anfall auftreten. Der Anfall selbst kann, wie so oft, unerkannt bleiben, zumal nicht alle Patienten einen Zungenbiß, Einnässen oder eine Erhöhung der CPK im Serum haben. Das EEG ist hier von diagnostischem Wert und zeigt langsame und scharfe Wellen, entweder generalisiert oder nur linksseitig fokal. Die Sprach- bzw. Sprechstörung wird sich rasch zurückbilden. Dann bleibt die diagnostische Aufgabe herauszufinden, warum dieser Patient einen epileptischen Anfall hatte (s. Kapitel 22).

32.4 Hirntumor oder Hirnabszeß

Die Krankheitsgeschichte von Patienten mit Hirntumor oder Hirnabszeß kann vollständig unauffällig sein. Die Patienten müssen weder Kopfschmerzen noch Verminderung der Initiative noch Verflachung der emotionalen Reaktionen haben, Symptome also, die man beim allgemeinen Hirndruck erwartet. Auch sind entzündliche Krankheiten auf dem HNO-Fachgebiet vom Ungeübten nicht leicht zu erkennen. Ein plötzlicher Verlust des Sprachvermögens entsteht bei Hirntumoren durch Ruptur eines ernährenden Gefäßes und Blutung in den Tumor oder durch eine rasche Zunahme des perifokalen Ödems. Bei Tumor oder Abszeß kann es auch zu fokalen epileptischen Anfällen kommen, in deren Folge ein Sprachverlust eintritt. Diese Patienten müssen sehr systematisch untersucht werden.

Die bildgebenden Verfahren werden eine raumfordernde Läsion mit oder ohne Aufnahme von Kontrastmittel zeigen. Abszesse führen zu sehr ausgedehnten Ödemen und speichern in der Kapsel Kontrastmittel.

32.5 Zerebrale Sinusthrombose

Die typische Trias der zerebralen Sinusthrombose besteht aus fokalen oder generalisierten epileptischen Anfällen, fokalen neurologischen Symptomen und Verminderung der Wachheit. Das EEG zeigt eine ausgedehnte langsame Aktivität von niedriger Amplitude über der gesamten Hemisphäre mit Überleitung auch auf die gesunde Hemisphäre. In den bildgebenden Verfahren kann man die Sinusthrombose an der ausgedehnten Schwellung der betroffenen Hemisphäre, an Diapedesisblutungen und an einer primär gesteigerten Dichte der Sinus erkennen. Nach Injektion von Kontrastmittel erkennt man oft eine deltaförmige Aussparung im Confluens sinuum. Zur Sicherung der Diagnose müssen alle großen arteriellen Zuflüsse und ihre Abflüsse in langen (verlangsamte Durchblutung!) Serien dargestellt werden. Anderseits erhebt man bei anatomischen Varianten der venösen Drainage falsch positive Befunde.

32.6 Herpes-simplex-Enzephalitis

Das klinische Bild der Herpes-simplex-Enzephalitis ist in Kapitel 22 beschrieben. Da hauptsächlich der Temporallappen befallen wird, ist Aphasie ein häufiges Initialsymptom. Das EEG zeigt einen Herd langsamer Wellen, der sich bei später wiederholten

Ableitungen zu periodischen triphasischen Komplexen entwikkelt. Diese treten auch über frontalen und über den kontralateralen temporalen Ableitungen auf. Die bildgebenden Verfahren zeigen eine Region verminderter Dichte im medialen Temporallappen, die sehr rasch raumfordernd wirkt, sich nach frontal-basal (Gyrus rectus) ausdehnt und oft auch die kontralaterale Seite ergreift. Die betroffenen Areale gehören zum limbischen System. Im Liquor findet man entzündliche Veränderungen. Der Nachweis der Infektion mit Herpes-simplex-Virus entweder durch direkten Nachweis des Virus im Liquor oder mit Hilfe der ELISA-Technik ist nur mit einer gewissen Verzögerung möglich. Virustatische Therapie muß also einsetzen, sobald ein starker diagnostischer Verdacht besteht. Die Letalität der unbehandelten Herpes-simplex-Virusenzephalitis ist 85 %. Man kann deshalb ein kalkuliertes Risiko eingehen, das mit Aciclovir übrigens nicht mehr groß ist, ausreichende Nierenfunktion vorausgesetzt.

33 Proximale Muskelschwäche

33.1 Myopathie

Bilaterale proximale Muskelschwäche von langsamer Entwicklung sollte den diagnostischen Verdacht in erster Linie auf eine Myopathie lenken. Im Anfangsstadium einer Myopathie überwiegt die Schwäche, während die Muskelatrophie oder besser: Dystrophie nur ein geringes Ausmaß hat. Die Muskelfasern faszikulieren nicht, weil keine Denervierungsüberempfindlichkeit gegenüber Acetylcholin vorliegt, und die Reflexe sind normal oder nur leicht abgeschwächt. Die Patienten haben natürlich keine Parästhesien oder andere Gefühlsstörungen. Sie können Muskelschmerzen berichten, die bei Belastung auftreten und die eine ausgedehnte Beteiligung von Muskelfasern anzeigen. Einer der Gründe dafür ist, daß der normale Wechsel zwischen tätigen und ruhenden Abschnitten der Muskeln nicht länger möglich ist.

Dies sieht man auch deutlich bei der Elektromyographie, bei welcher der charakteristische Befund eine frühere Rekrutierung sehr vieler Muskelfasern ist. Dies führt zu einem sehr dichten Muster von Aktionspotentialen. Da aber die Muskelfasern fast alle erkrankt sind, ist die Amplitude der Potentiale auffällig klein.

Myopathie ist natürlich keine präzise Diagnose. Sie zeigt nur an, welches Organ befallen ist. Es ist notwendig, die Diagnose weiter zu spezifizieren, weil keineswegs alle Mypoathien degenerativ sind. Einige sind lediglich ein auffälliges Symptom einer behandelbaren Krankheit, wie beispielsweise einer Stoffwechselstörung oder einer Autoimmunkrankheit. Die Familienanamnese ist gewöhnlich nicht sehr hilfreich, weil die Familie selbst bei hereditären Krankheiten nicht gern zugibt, daß andere Familienmitglieder betroffen sind.

Laboruntersuchungen können bei der Krankheitsdiagnose sehr nützlich sein. Einfach auszuführen und sehr wertvoll ist der Ischämietest, der zur Aufklärung von belastungsabhängigen Muskelschmerzen dient. Er prüft die anaerobe Glykogenolyse und Glykolyse über die Bestimmung des Blutlaktatspiegels bei Muskelbelastung. Nachdem der nüchterne Patient eine halbe Stunde lang geruht hat, wird venöses Blut zur Bestimmung des Laktatspiegels entnommen. Man stellt dann mit einer Blutdruckmanschette eine Ischämie am Unterarm her. Der Patient soll jetzt für die Dauer von einer Minute einmal pro Sekunde die Faust kräftig schließen. Danach wird die Ischämie wieder gelöst. Die Veränderung des Blutlaktatspiegels wird ipsilateral nach einer Minute, nach 15 und nach 20 Minuten kontrolliert.

Beim Gesunden steigt der Laktatwert bei Muskelarbeit unter Ischämiebedingungen auf das Drei- bis Vierfache an. Bleibt dieser Laktatanstieg aus, so besteht der Verdacht auf eine Myopathie.

Dann ist eine Muskelbiopsie angezeigt. Man muß aber sicher sein, daß das Präparat von einem Spezialisten untersucht wird, der sich nicht nur auf mikroskopische und elektronenmikroskopische Untersuchung verläßt, sondern auch moderne enzymhistochemische und immunochemische Untersuchungen ausführt.

Innerhalb dieses Kapitels können nur die wichtigsten Myopathien erwähnt werden. Für Details wird der Leser auf Lehrbücher und Monographien verwiesen. Unter den „degenerativen“ Muskelkrankheiten sollte man zuerst an die progressive Muskeldystrophie denken. Die Variante, die am häufigsten proximale Schwäche verursacht, ist die sogenannte Gliedmaßengürtelform, die gewöhnlich in der zweiten Dekade des Lebens bemerkt wird und einen ziemlich gutartigen Verlauf nimmt. Im Gegensatz dazu steht die rasch fortschreitende Duchenne-Variante, die nur bei 5- bis 6jährigen Knaben auftritt und dadurch leicht erkennbar ist.

Für diese Krankheit, wie auch für die Becker-Kiener-Form, gibt es heute ein molekulargenetisches diagnostisches Verfahren.

Die Liste der nichtdegenerativen Myopathien, die sicherlich nicht erschöpfend ist, beginnt mit der chronischen thyreotoxischen Myopathie. Jede endokrine Störung kann zu einer chronischen Myopathie führen. Myopathie bei Erythematodes führt gewöhnlich zu belastungsabhängigen Schmerzen. Die paraneoplastischen Myopathien sind gewöhnlich schon vorhanden bevor das Karzinom diagnostiziert wird. Die Diagnose „Myopathie in der Menopause“ sollte nur gestellt werden, nachdem man alle anderen Ursachen ausgeschlossen hat. Myopathien bei Störungen des Glykogenstoffwechsels treten besonders in der Kindheit auf und sind durch belastungsabhängige Schmerzen charakterisiert. Ganz allgemein sprechen belastungsabhängige Schmerzen für metabolische Funktionsstörungen der Muskeln und sollten Anlaß zur Muskelbiopsie sein. Für degenerative Muskelkrankheiten sind sie nicht charakteristisch.

33.2 Polymyositis

Im gewöhnlichen Sprachgebrauch ist Polymyositis eine Autoimmunkrankheit, die hauptsächlich die Muskeln des Schulter- und Beckengürtels ergreift. Erkrankungsalter und die Art des Einsetzens der Krankheit sind sehr variabel. Charakteristisch ist ein Wechsel von Schüben und Remissionen, ferner das frühzeitige Auftreten von Schluckstörungen, spontane und Druckschmerzhaftigkeit der betroffenen Muskeln und Laborbefunde, die für einen akuten entzündlichen Prozeß sprechen. Gewöhnlich ist der Serumspiegel der Kreatinphosphokinase als Zeichen des schnellen Zerfalls von Muskelfasern stark, u. U. auf mehrere tausend Einheiten erhöht. Es kann zu Myoglobinurie kommen und durch Verstopfung der Nierentubuli zum akuten Nierenversagen („Crush-Syndrom“). Bei Kindern kann die Diagnose durch ein schmetterlingsförmiges Erythem im Gesicht und ein Erythem auf dem Thorax erleichtert werden („Dermatomyositis“).

Im EMG findet man nebeneinander die myopathischen Veränderungen, die oben beschrieben sind, und Spontanaktivität, aus der man eine Schädigung der terminalen Aufzweigungen der motorischen Nerven erschließen kann. Die Biopsie wird im akuten Stadium fast immer die Diagnose bestätigen. Man findet perivaskuläre und perimysiale Infiltrationen von Lymphozyten und Plasmazellen. Im chronischen Stadium oder während einer Remission kann die histologische Abgrenzung von der Muskeldystrophie schwierig sein.

Neben dieser Hauptgruppe der Polymyositis gibt es entzündliche Muskelkrankheiten, die auf definierte Mikroorganismen zurückzuführen sind. Ein Beispiel ist die Virusmyositis, welche ganz akut mit schweren Muskelschmerzen einsetzt und bei der die Blutsenkungsgeschwindigkeit und der CPK-Spiegel oft extrem erhöht sind. Auch die Myositis bei Sarkoidose und Trichinose ist sehr schmerzhaft. Schmerzen sind auch ein wichtiges Zeichen der *Polymyalgia rheumatica*, die im höheren Lebensalter auftritt. Es kommt dabei wahrscheinlich kaum zu wirklicher Muskelschwäche. Vielmehr steht die große Schmerzhaftigkeit den Willkürkontraktionen der Muskeln, besonders der Muskeln des Schulter- und Beckengürtels entgegen. EMG und Muskelbiopsie zeigen keine Erkrankung der Muskelfasern. Die Blutsenkungsgeschwindigkeit ist stark beschleunigt, die Laborparameter sprechen für einen subakuten entzündlichen Prozeß. Manche Patienten haben gleichzeitig oder im Verlaufe der Krankheit eine Arteriitis cranialis (s. Kapitel 7). Die Diagnose wird durch Muskelbiopsie gesichert. Die Krankheit reagiert gut auf immunsuppressive Therapie.

33.3 Proximale diabetische Polyneuropathie

Proximale Schwäche kann auch Zeichen einer Krankheit des peripheren Nervensystems sein. Die häufigste davon ist die diabetische Neuropathie. Diese weitverbreitete Stoffwechselstörung (s. auch Kapitel 34) hat eine Variante, die nicht so gut bekannt ist wie die Standardform mit ihren symmetrischen distalen sensomotorischen Symptomen. Eine Untergruppe diabetischer Patienten entwickelt eine proximale Schwäche in den Muskeln des Beckengürtels, die gewöhnlich asymmetrisch ist, häufig schmerzhaft, aber nicht von anderen Sensibilitätsstörungen begleitet. Die Patienten klagen über Schwierigkeiten beim Treppensteigen, beim Aufstehen aus der sitzenden Haltung und beim Aufsetzen aus dem Liegen. Die Achillessehnenreflexe können erhalten bleiben, die Patellarsehnenreflexe sind gewöhnlich abgeschwächt oder fehlen, und der M. quadriceps ist druckschmerzhaft.

Wie bei jeder anderen diabetischen Krankheit des peripheren Nervensystems muß die Stoffwechselstörung nicht sehr kraß ausgeprägt sein. Manchmal erkennt man sie nur an der verzögerten oder unvollständigen Antwort der Betazellen des Pankreas im Glukosebelastungstest.

33.4 Neuralgische Schulter- und Beckengürtelamyotrophie

Die asymmetrische proximale diabetische Polyneuropathie muß von einer einseitigen Affektion des Plexus lumbalis abgegrenzt werden, die große Ähnlichkeit mit der bekannten neuralgischen Schulteramyotrophie hat (s. Kapitel 37). Erst in den letzten Jahren hat man erkannt, daß es eine ähnliche Krankheit auch im Plexus lumbalis gibt. Die wichtigsten Beschwerden und Symptome sind die einer akuten Lähmung des N. femoralis und zwar auch mit Parese des M. iliopsoas. Das erleichtert die Abgrenzung von einem Bandscheibenvorfall $L_{4/5}$, bei welchem von den proximalen Beinmuskeln nur der M. quadriceps betroffen ist. Bei eingehender neurologischer und EMG-Untersuchung, einschließlich der Untersuchung der Nervenleitgeschwindigkeit, findet man aber gewöhnlich auch eine leichtere Beteiligung benachbarter Nerven, z.B. des N. obturatorius, welche zu einer Schwäche der Adduktion im Hüftgelenk führt. Die Krankheit ist gutartig und bessert sich über einen Zeitraum von Wochen oder Monaten.

33.5 Bandscheibenvorfall, Läsion des Plexus lumbalis im Becken

Es ist wichtig, zwei andere Krankheitszustände gegen die neuralgische Beckengürtelamyotrophie abzugrenzen, die einer gezielten Therapie zugängig sind. Der eine davon ist die Kompression der 3. und 4. Lumbalwurzel, beispielsweise durch einen Bandscheibenvorfall. In diesem Fall wird man keine Schweißstörung an der Vorderseite des Oberschenkels finden. Die autonomen Fasern für die Innervation der Schweißdrüsen verlassen das Rükkenmark nicht weiter kaudal als mit der 2. Lumbalwurzel.

Dagegen ist die Schweißsekretion beeinträchtigt, wenn Tumoren, meistens Malignome des Beckens, den Plexus lumbalis komprimieren oder in ihn einwachsen. Im Plexus lumbalis verlaufen die autonomen Fasern mit den somatischen zur Peripherie. Eine weitere Ursache, an die man bei der geschilderten Symptomkombination denken soll, ist das spontane Psoashämatom bei Patienten, die unter Marcumar stehen. Einige dieser Patienten behandeln die Schmerzen, die durch den Druck auf den N. femoralis entstehen, mit Analgetika, welche den Effekt der Antikoagulantien verstärken und auf diese Weise das Hämatom und entsprechend auch die Lähmung verschlechtern.

33.6 Myelitis

Proximale Paresen infolge Myelitis sind selten geworden, seit die Poliomyelitis praktisch eliminiert ist. Andere Virusinfektionen, z.B. Coxsackie A-Virus, können das neurologische Syndrom der Polio imitieren und entsprechend zur asymmetrischen proximalen Parese mit Arreflexie und Fehlen von Sensibilitätsstörungen führen. Im Liquor wird man eine Vermehrung der Zellen, eine leichte Eiweißvermehrung und ein verhältnismäßig niedriges Laktat finden.

33.7 Guillain-Barré-Syndrom

Die eben geschilderte Myelitis muß vom Guillain-Barré-Syndrom abgegrenzt werden. Dies ist manchmal in den ersten Tagen der Krankheit sehr schwierig. Das neurologische Syndrom ist in beiden Fällen sehr ähnlich. Die Nervenleitgeschwindigkeit kann beim Guillain-Barré-Syndrom in den ersten Tagen normal sein, ebenso der Liquor. In Zweifelsfällen spricht eine Pleozytose mehr für Myelitis, obwohl man sie gelegentlich auch beim Guillain-Barré-Syndrom sieht, besonders wenn es eine virale Ätiologie hat, z. B. durch Epstein-Barr-Virus hervorgerufen wird. Eine Beteiligung des autonomen Nervensystems spricht dann für die Diagnose Guillain-Barré, wenn es zur reflektorischen Herzstarre kommt. Blasenstörungen findet man bei beiden Krankheiten, und das trifft auch für die Atemlähmung zu. Häufig erlaubt erst der Verlauf, insbesondere wiederholte neurographische Untersuchung, die zutreffende Diagnose.

34 Ptose

Eine Ptose kann eine von drei Ursachen haben: partielle Okulomotoriuslähmung, welche den Ast des Nerven betrifft, der den M. levator palpebrae superioris innerviert, Schädigung der sympathischen Bahnen (Schwäche des M. tarsalis, s. auch Kapitel 27) oder Myopathie. Die Ptose kann einseitig oder bilateral sein. Wenn sie einseitig ist, zeigt sie eine umschriebene Läsion an. Bilaterale Ptose ist fast immer Zeichen einer generalisierten Muskelkrankheit oder, viel seltener, einer Krankheit des peripheren Nervensystems. Die erste diagnostische Aufgabe ist es, sicherzustellen, ob der Patient auch eine leichte Schwäche anderer extraokulärer Muskeln hat, und die zweite ist, die Pupillen auf Weite und Reaktion auf Lichteinfall zu untersuchen. Miose und völlig freie Beweglichkeit des Bulbus oculi spricht für Horner-Syndrom und gegen Okulomotoriuslähmung. Eine mäßig erweiterte Pupille mit Abschwächung der Lichtreaktion ist charakteristisch für Okulomotoriuslähmung und erlaubt den Ausschluß von Horner-Syndrom und Myopathie. Natürlich gibt es Fälle von Okulomotoriuslähmung, bei denen die parasympathischen Fasern ausgespart bleiben. Für die Differentialdiagnose der Okulomotoriuslähmung wird auf Kapitel 6 verwiesen. Bei Myopathien findet man häufig Schwäche verschiedener extraokulärer Muskeln, ferner der mimischen und/oder der Gliedmaßenmuskeln zusätzlich zur Ptose.

Es ist nur natürlich, daß sich eine gewisse Überlappung zwischen diesem Kapitel und dem über akute Augenmuskellähmung ergibt. Einige der folgenden Abschnitte können daher kurz gehalten werden. Sie sollen nur stichwortartig die Aufmerksamkeit auf die in Frage kommenden Krankheitszustände lenken, weil die Ptose ein Zufallsbefund sein kann. Sie führt selten zu Beschwerden von seiten des Patienten.

Wenn sie sich chronisch entwickelt, können manche Patienten noch nicht einmal angeben, ob sie nicht ihr ganzes Leben lang ein herabhängendes Oberlid hatten.

34.1 Einseitig

34.1.1 Horner-Syndrom. Die Differentialdiagnose des Horner-Syndroms wird in Kapitel 27 erörtert.

34.1.2 Läsion der Mittelhirnhaube. Eine Mittelhirnläsion, die innerhalb des Kernkomplexes des III. Hirnnerven nur das sehr kleine Gebiet betrifft, aus welchem die Fasern zum M. levator palpebrae superioris entspringen, muß außerordentlich klein sein. Man sieht sie ganz selten bei einer Mikroangiopathie des oberen Hirnstamms. Gewöhnlich haben diese Patienten eine arterielle Hypertonie. Metastatische Mittelhirntumoren werden zusätzlich zur Ptose rasch weitere Lokalsymptome hervorrufen.

Eine so kleine Lakune im Mittelhirn wird kleiner sein als das Auflösungsvermögen der modernen bildgebenden Geräte. Wenn man jedoch eine stenosierende Mikroangiopathie vermutet, so ist es nützlich, mit Hilfe bildgebender Verfahren nach anders lokalisierten Lakunen zu suchen, welche die Diagnose stützen können.

34.1.3 Syndrom des Sinus cavernosus. Das Cavernosus-Syndrom ist in Kapitel 19 besprochen. Eine einseitige Ptose kann das erste Zeichen einer Fistel zwischen der A. carotis und dem Sinus cavernosus sein. Diese Fisteln entwickeln sich manchmal spontan, wahrscheinlich durch Ruptur eines kleinen arteriosklerotischen

Aneurysmas. Diese Rupturen sind keineswegs dramatische Ereignisse. In unserer Erfahrung spricht ein Fluktuieren der neurologischen Symptomatik, also in diesem Falle des Ausmaßes der Ptose, sehr für die Annahme einer Carotis-cavernosus-Fistel, wenn diese Annahme durch die übrigen Symptome gestützt wird. Die Ultraschalluntersuchung kann eine große diagnostische Hilfe sein, wie in Kapitel 6 beschrieben ist.

Man soll auch an alle Arten von parasellären Tumoren denken, besonders wenn die Patienten zusätzlich zur Ptose Schmerzen in der Augenregion oder in der Schläfe haben und wenn der betroffene Bulbus etwas hervorgetreten ist und/oder eine konjunktivale Injektion zeigt.

34.1.4 Intraorbitale Tumoren und entzündliche Pseudotumoren. Wenn ein intraorbitaler Tumor zur Ptose führt, ist der Mechanismus gewöhnlich Schädigung des betreffenden Endastes des III. Hirnnerven. Im übrigen führen Tumoren und retroorbitale entzündliche Pseudotumoren eher zu einer Erweiterung der Lidspalten. Häufig haben die Patienten einen nicht pulsierenden Exophthalmus, der leicht festzustellen ist, wenn man die Position von zwei Spateln vergleicht, die horizontal, bei geschlossenen Augenlidern, auf die Augenbulbi gelegt werden. Die Diagnose wird mit bildgebenden Verfahren gestellt. Die Art des Prozesses kann durch Biopsie verifiziert werden.

34.2 Bilateral

34.2.1 Myopathie. Die häufigste Ursache ist Myopathie. Die Symptome setzen in diesen Fällen schleichend ein, und eine genaue Untersuchung wird Atrophie und Schwäche auch in anderen fazialen Muskeln aufdecken, die dem Patienten einen schlaffen Gesichtsausdruck gibt, in dem man den raschen Wechsel emotionaler Bewegungen der mimischen Muskulatur vermißt (Facies myopathica). Zusätzlich zur Ptose kann man Schwäche der Ringmuskeln der Augen und des Mundes und eine Schwäche der proximalen Extremitätenmuskeln finden. Da diese Krankheiten nur sehr langsam fortschreiten, entwickeln die Patienten kompensatorische Innervationsschemata, mit welchen sie die Schwächen ausgleichen und die ihnen gar nicht bewußt sind.

Die seltenen *Myopathien im Kindesalter* werden hier nicht diskutiert, zumal Ptose bei diesen Kindern kein auffälliges Symptom ist.

Die *myotonische Dystrophie* setzt im frühen Erwachsenenalter ein. Die halbgeschlossenen Augen geben den Patienten einen schläfrigen Gesichtsausdruck, der durch die Facies myopathica noch verstärkt wird. Viele dieser Patienten sind in der Tat recht einfach strukturiert und von langsamem psychomotorischem Tempo. Der muskeldystrophische Prozeß ergreift im Laufe vieler Jahre fast alle Muskeln, besonders die Mm. sternocleidomastoidei, brachioradialis und die Peronaei. Entsprechend haben viele Patienten im späteren Verlauf der Krankheit einen doppelseitigen Steppergang (s. auch Kapitel 11). Der Nachweis der Perkussionsmyotonie und myotonischer Entladungen im Elektromyogramm, die Katarakt und die Kardiomyopathie (um nur einige von den wichtigsten weiteren Symptomen zu nennen), erleichtert die Diagnose.

Einige Varianten der *progressiven Muskeldystrophie* können zwischen dem Alter von 20 und 30 Jahren mit bilateraler Ptose beginnen. Früher oder später entwickelt sich dann aber auch eine Schwäche anderer extraokulärer Muskeln. Wegen der langsamen Entwicklung der Krankheit haben die Patienten kein Doppeltsehen. Sie unterdrücken die visuelle Information aus einem Auge. Es ist charakteristisch für diese Krankheitsgruppe, daß die Patienten die Ptose dadurch zu kompensieren suchen, daß sie den Kopf nach hinten neigen und fortgesetzt den M. frontalis innervieren, wodurch sie die Augenbrauen anheben und die Lider etwas hochziehen. Dies gibt dem Gesicht einen charakteristischen überraschten Gesichtsausdruck.

34.2.2 Ophthalmoplegia plus. Progressive äußere Augenmuskellähmung gehört zu einer Gruppe von degenerativen Krankheiten, von denen die auffälligste als Kearns-Sayre-Syndrom oder anschaulich Ophthalmoplegia plus bezeichnet wird. Bilaterale Ptose und Affektion anderer äußerer Augenmuskeln entwickeln sich langsam, ebenfalls ohne Doppeltsehen. Daneben bestehen Zeichen von Läsionen im zentralen Nervensystem, wie zerebellare Ataxie und spastische Paraparese. Einige Patienten sind dement, andere taub. Einige haben eine Pigmentdegeneration der Retina. Die Ophthalmoplegia plus setzt im frühen Erwachsenenalter ein. Der Verlauf ist sehr langsam fortschreitend. Es gibt keine wirksame Therapie.

34.2.3 Myasthenia gravis. Einseitige oder bilaterale Ptosis kann ein Frühsymptom der Myasthenia gravis sein, die ausführlich in Kapitel 9 besprochen wird. Die Hauptbeschwerde der Patienten ist ein Herabsinken der Augenlider im Verlauf des Tages, besonders während lange dauernder visueller Aktivität, wie Lesen, Autofahren oder Fernsehen. Bei der Untersuchung tritt die Ptose während wiederholter Innervation des M. levator palpebrae superioris immer deutlicher hervor. Man läßt den Patienten z. B. die Augen so kraftvoll wie möglich immer wieder öffnen. In vielen, leider nicht allen Fällen kann die belastungsabhängige Schwäche durch intravenöse Injektion von Edrophoniumhydrochlorid (Tensilon) ausgeglichen werden. Tensilon wirkt auf die postsynaptische Membran und gleicht so den myasthenischen Mangel an präsynaptisch verfügbarem Acetylcholin aus. Wenn der Patient eine reine okuläre Myasthenie ohne Schwäche anderer Muskelgruppen hat, wird das Stimulations-EMG mit repetitiver Reizung eines peripheren Nerven sehr wahrscheinlich negativ sein. Auch die Suche nach Antikörpern gegen Acetylcholinrezeptoren oder Skelettmuskulatur bleibt dabei oft erfolglos.

34.2.4 Läsion der Mittelhirnhaube. Ausgedehntere, d.h. bilaterale Läsionen der Mittelhirnhaube führen zu bilateraler Ptose (s. auch Abschnitt 34.1.2).

34.2.5 Hereditäre metabolische Neuropathie. Ptose kann das erste Symptom bei seltenen hereditären metabolischen Neuropathien sein, wie Refsum-Krankheit oder Bassen-Kornzweig-Syndrom. Das Fehlen der Eigenreflexe und eine Verlangsamung der Nervenleitgeschwindigkeit zeigt an, daß eine Krankheit des peripheren Nervensystems vorliegt. Das junge Alter der Patienten soll zu einer gründlichen Suche nach Stoffwechselstörungen Anlaß geben.

34.2.6 Blepharospasmus und Meige-Syndrom. Ptose wird nicht selten mit krampfhaftem Augenschluß durch fortgesetzte Innervation der Mm. orbicularis oculi verwechselt. Dieser Zustand wird Blepharospasmus genannt, aber die Bezeichnung ist rein deskriptiv und hat keinen erklärenden Wert. In manchen Fällen ist der Blepharospasmus ein Frühsymptom der Chorea Huntington. Dieser Verdacht kann durch eine positive Familienvorgeschichte gestützt werden. Diese erhält man allerdings selten, weil die Familie dazu neigt, das Vorliegen einer Erbkrankheit zu verneinen. Weitere wichtige Symptome der beginnenden Chorea Huntington sind unwillkürliche Bewegungen der Finger oder Zehen (s. Kapitel 14).

Der Blepharospasmus kann von Hyperkinesen in verschiedenen anderen Mittellinienmuskeln insbesondere denen des Gesichtes und des respiratorischen und phonatorischen Apparates begleitet sein. Zusätzlich zu tonisch-klonischem Schließen der Augen haben die Patienten eine irreguläre Atmung und eine gepreßte Stimme. Sie führen auch viele andere unwillkürliche und krampfhafte mimische Bewegungen aus. Die Hyperkinese wird Meige-Syndrom genannt. Der nosologische Status dieses Syndroms als Dystonie ist noch nicht allgemein akzeptiert.

Schließlich kann der Blepharospasmus auch psychogen sein. Diese Diagnose ist problematisch und wahrscheinlich häufig falsch. Man soll auf jeden Fall Patienten, bei denen man einen psychogenen Blepharospasmus annimmt, wiederholt neurologisch untersuchen oder untersuchen lassen (s. a. Kap. 24).

Beim organischen Blepharospasmus ist, ähnlich wie beim Parkinson-Syndrom, die zweite Komponente des Blinkreflexes verlängert.

35 Querschnittssyndrom des Rückenmarks

Das Querschnittssyndrom des Rückenmarks ist in der Mehrzahl der Fälle unvollständig. Das bedeutet: unterhalb des vermuteten Niveaus der Rückenmarksschädigung findet man einige motorische, sensible und/oder autonome Funktionen erhalten. In diesen Fällen kann man weder die Höhenlokalisation noch die Krankheitsursache allein aufgrund der neurologischen Symptome erkennen.

35.1 Syndrom der A. spinalis anterior

Die Arteria spinalis anterior, die an der ventralen Oberfläche des Rückenmarks in Längsrichtung verläuft, versorgt die vorderen zwei Drittel des Rückenmarks über eine große Zahl von sogenannten Sulcocommissuralarterien, die in ventro-dorsaler Richtung in das Rückenmark eintreten. Sie versorgen die Vorder- und Seitenhörner des Rückenmarks, den Tractus spino-thalamicus und den Pyramidenvorder-, noch wichtiger aber den Pyramidenseitenstrang. Das entscheidende Merkmal ist, daß die Hinterhörner und Hinterstränge nicht betroffen sind. Dementsprechend setzt sich das Syndrom der vorderen Spinalarterie, das übrigens identisch ist mit dem Syndrom einer zentralen Rückenmarksschädigung, aus folgenden Beschwerden und Symptomen zusammen:

- Zentrale Paraparese der Beine, die in der akuten Phase schlaff sein kann, aber im Laufe der Zeit spastisch wird.
- Unfähigkeit, die Blase zu entleeren, woraus sich im Laufe der Zeit eine Überlaufblase entwickelt.
- Verminderte Wahrnehmung von Schmerz- und Temperaturreizen.

Im Gegensatz dazu kann Berührung empfunden und auch korrekt lokalisiert werden, und der Patient kann auch die Vibrationen der Stimmgabel wahrnehmen. Das Syndrom der vorderen Spinalarterie ist unspezifisch, und die Blutversorgung durch die A. spinalis anterior oder eine Sulcocommissuralarterie kann durch eine autochthone Thrombose, eine arterio-arterielle Embolie oder eine Gefäßmißbildung ventral des Rückenmarks beeinträchtigt sein. Bei thrombotischem oder embolischem Gefäßverschluß setzen Beschwerden und Symptome akut ein. Das unvollständige Querschnittssyndrom ist gewöhnlich in den unteren zervikalen oder in den unteren thorakalen Segmenten lokalisiert, wo die vordere Spinalarterie größere arterielle Zuflüsse hat. Die meisten Patienten sind im fortgeschrittenen Lebensalter und haben Zeichen einer arteriellen Verschlußkrankheit. Liquor- und Röntgenuntersuchungen sind normal. Manchmal haben die Patienten einen erhöhten Hämatokrit, wie man es auch beim zerebralen Schlaganfall findet. Eine spinale Angiographie kann eine Gefäßmißbildung aufdecken.

35.2 Erkrankung eines Wirbels

Eine Kompression des Rückenmarks kann die Folge einer Wirbelkrankheit sein, die den betroffenen Wirbel zerstört hat, so daß knöchernes, neoplastisches oder entzündliches Gewebe von vorn in den Spinalkanal eindringt. In der Anamnese kann, aber muß man nicht erfahren, daß der Patient schon längere Zeit radikuläre (gürtelförmige) Schmerzen auf der Höhe der Schädigung hatte. Sehr häufig entwickelt sich das unvollständige Querschnittssyndrom ohne Vorwarnung. Die neurologische Untersuchung kann die Höhe der Läsion nur ziemlich grob festlegen. Sie zeigt eher die Art der Schädigung im Querschnitt (von ventral oder von dorsal) als die Höhe der Schädigung an. Der Grund dafür ist die sogenannte exzentrische Lokalisation der langen Bahnen. Jede Läsion, die das Rückenmark von außen betrifft, wird also zuerst die Funktion der langen Bahnen zu oder von den unteren Körperabschnitten beeinträchtigen, so daß die klinische Lokalisation gewöhnlich zu niedrig gestellt wird.

Deshalb muß man sehr frühzeitig Hilfsuntersuchungen einsetzen. Nativaufnahmen der Wirbelsäule und andere bildgebende Verfahren im konventionellen und im Knochenfenster sind geeignet, die Zerstörung eines Wirbels infolge neoplastischer oder entzündlicher Krankheit darzustellen. Sehr wertvoll ist auch ein Knochenszintigramm, für den Fall, daß Röntgenaufnahmen, CT und MRI unauffällig sind. Isotopenuntersuchungen sind auch wichtig, wenn man festlegen will, ob der Patient einen oder mehrere Herde in der Wirbelsäule hat. Man muß aber bedenken, daß Isotopenspeicherung osteoplastische Aktivität anzeigt. Reparative Vorgänge bei regenerativen Knochenprozessen können falsch positive Befunde ergeben. Wenn das Niveau grob festgelegt ist, ist eine Myelographie und CT-Myelographie am Platze, mit der man das Ausmaß der Rückenmarkskompression und unter Umständen auch die extraspinale Tumorinvasion nachweisen kann.

35.3 Extramedullärer Rückenmarkstumor

Die CT-Myelographie ist besonders wertvoll bei der Diagnose extramedullärer, intraduraler raumfordernder Läsionen. In diesen Fällen sind die Wirbelknochen intakt, dennoch liegt eine Kompression des Rückenmarks vor. Die Myelographie hat den großen Vorteil, daß sie die Lokalisation des Krankheitsprozesses genau darstellt, ferner liefert sie Liquorbefunde, die für die Diagnose sehr wichtig sein können. Das Spektrum der Krankheitsprozesse reicht vom Neurinom oder Meningeom, die gewöhnlich am dorsolateralen Abschnitt des Rückenmarks lokalisiert sind und neurochirurgisches Eingreifen verlangen, bis zu Lymphomen, die gewöhnlich strahlensensibel sind.

35.4 Bandscheibenvorfall

Ein Bandscheibenvorfall auf dem Niveau der Halswirbelsäule führt häufig zu einem Brown-Séquard-Syndrom (s. Kapitel 12). Er kann aber auch ein Syndrom der vorderen Spinalarterie hervorrufen. Wie erwähnt, braucht kein „typisches auslösendes Ereignis" vorzuliegen. In der Mehrzahl der Fälle, die ich gesehen habe, war der Bandscheibenvorfall bei ganz trivialen Anlässen aufgetreten, manchmal während der Patient im Liegen die Arme reckte. Bildgebende Verfahren sind hier die Methode der ersten Wahl. Oft wird eine rasche Myelographie notwendig sein. Bei dringendem Verdacht soll man keine Zeit mit elektrophysiologischen Untersuchungen verlieren. Die Anamnese muß allerdings ein – und nur ein – akutes Ereignis darlegen. Wir haben wiederholt MS-Patienten erlebt, die unter der Fehldiagnose Bandscheibenvorfall operiert worden waren.

35.5 Myelitis

Eine mehr oder weniger vollständige, jedenfalls aber unsystematische Läsion des Rückenmarks entsteht durch entzündliche Prozesse innerhalb des Rückenmarks selbst. Eine Myelitis kann eine Virusätiologie haben. Dann tritt sie als postinfektiöse Immunreaktion auf, die zu multilokulären perivenösen Entmarkungsherden führt. Diese Art der Myelitis ist nicht leicht von der multiplen Sklerose zu differenzieren, wenn die Kriterien, die in Kapitel 41 aufgeführt sind, nicht erfüllt sind. Oligoklonale Banden findet man im Liquor auch bei trivialen Infekten mit Myelitis oder Meningitis. Da die post- oder parainfektiöse Myelitis gewöhnlich einen gutartigen Verlauf nimmt und keine weiteren Schübe zu befürchten sind und da ferner die Frühdiagnose der multiplen Sklerose zur Zeit noch keine medizinischen und gewöhnlich nur geringe soziale Konsequenzen hat, muß man die Differentialdiagnose nicht unbedingt erzwingen. Wichtig ist die Abgrenzung vom Rückenmarkstumor. Wenn keine Notfallsituation vorliegt, sind elektrophysioloigsche Untersuchungen sehr hilfreich.

„Sperrliquor“ mit Eiweißvermehrung bei normaler Zellzahl darf man nicht bei jedem Rückenmarkstumor erwarten.

35.6 Epidurale Blutung

Ein akutes Querschnittssyndrom bei einem Patienten, der Cumarinpräparate erhält, beruht mit größter Wahrscheinlichkeit auf einem epiduralen Hämatom. Diese Patienten sollten sofort Präparate erhalten, die den gerinnungshemmenden Effekt des Cumarin aufheben, weil sehr rasch eine Untersuchung mit bildgebenden Verfahren oder die Myelographie und häufig eine Operation notwendig wird.

35.7 Epiduraler Abszeß

Diese Krankheit zeigt sich durch ein inkomplettes Querschnittssyndrom mit fortschreitendem Verlauf. Die Patienten haben charakteristischerweise fast unerträgliche Rückenschmerzen und eine schmerzhafte Bewegungseinschränkung des betroffenen Wirbelsäulenabschnittes. Dieser ist klopf- und druckschmerzhaft. Blutuntersuchungen zeigen „entzündliche Veränderungen“. Man hat gewöhnlich nicht viel Zeit für Zusatzuntersuchungen außer Röntgenaufnahmen und Myelographie. Neurochirurgisches Eingreifen ist sehr dringlich.

35.8 Spinale Gefäßmißbildung

Die Diagnose der spinalen Gefäßmißbildungen ist sehr schwierig. Die Lehrbücher erwähnen, daß die Beschwerden und Symptome für eine lange Zeit fluktuieren. Tatsächlich ist die Anamnese aber oft ganz uncharakteristisch, und man erfährt nur Beschwerden, die eine fortschreitende Rückenmarksschädigung anzeigen, welche man nicht gut lokalisieren kann. Fast alle Patienten haben Blasenentleerungsstörungen. Da die Patienten eine progrediente Rückenmarkskrankheit haben, deren Lokalisation und ätiologische Zuordnung auch mit elektrophysiologischen Methoden klinisch nicht möglich ist, muß man eine Myelographie ausführen. Dies ist auch dann notwendig, wenn die Computertomographie zur Verfügung steht, weil man für einen sinnvollen Einsatz dieser Methode die Lokalisation der Schädigung festlegen muß. Wenn das Ergebnis der Myelographie, zum Beispiel durch eine auffällige Gefäßaussparung auf eine Gefäßmißbildung verdächtig ist, muß eine spinale Angiographie ausgeführt werden. Da die Gefäßmißbildungen sehr selten sind und nach der Angiographie die Entscheidung über interventionelle Maßnahmen zum Verschluß der zuführenden Gefäße getroffen werden muß, soll man die Patienten an spezialisierte Zentren überweisen.

35.9 Traumatische Spätkompression des Rückenmarks

Eine akute traumatische Läsion des Rückenmarks ergibt sich leicht aus der Anamnese. Eine chronische vaskuläre Myelopathie nach einer Kompressionsfraktur eines Wibels kann ohne Röntgenaufnahme schwierig oder unmöglich zu diagnostizieren sein, weil der Patient nicht daran denkt, daß ein Trauma, das er vor vielen Jahren erlitten hat, die Ursache seiner fortschreitenden Rückenmarkssymptome sein kann. Er kann also vergessen, das Trauma in der Vorgeschichte zu erwähnen.

35.10 Intramedullärer Rückenmarkstumor

Diese Tumoren sind selten. Die wichtigsten Symptome sind Parästhesien, Paraparese der Beine und Blasenstörungen, während Schmerzen zurücktreten. Man ist in Versuchung, zunächst an eine spinale Variante der multiplen Sklerose zu denken, wenn der Diagnostiker überhaupt eine neurologische Krankheit in Erwägung zieht. Diese Patienten haben aber weder eine multilokuläre Symptomatik noch einen schubweisen Verlauf. Der unaufhaltsam chronische Verlauf einer Rückenmarksaffektion, die multiple Systeme (sensible, motorische, autonome) ergreift, sollte die Untersuchung auf einen raumfordernden Prozeß nahelegen. Die

Untersuchungsmethode der Wahl ist die Kernspintomographie, die bei geeigneter Spule und Sequenz Signalveränderungen innerhalb des Rückenmarks gut darstellt.

36 Ruhetremor

Ruhetremor tritt zunächst in den distalen Abschnitten der Gliedmaßen auf. Häufig kann er an den Zehen und an den Fingern beobachtet werden, und dies hat große diagnostische Bedeutung, wenn man zwischen organischem und psychogenem Tremor unterscheiden soll. Psychogener Tremor wird sich mit großer Wahrscheinlichkeit nicht an den unteren Extremitäten manifestieren, weil diese keine expressive Bedeutung haben, solange der Patient nicht geht.

36.1 Parkinsonsche Krankheit

Der Parkinson-Tremor ist ein Antagonistentremor mit einer Frequenz von 4 bis 6 pro Sekunde. Die häufigste Form ist eine rhythmische Flexion und Extension der in halber Beugestellung gehaltenen Finger, die sich auch auf Flexions- und Extensionsbewegungen im Handgelenk ausbreiten kann. Nur in sehr fortgeschrittenen Stadien ergreift der Tremor die Muskeln, die auf den Ellenbogen einwirken. Selten, wenn überhaupt, ist er bei Schulterbewegungen zu beobachten. Dasselbe betrifft die Zehen und Füße. Er kann auch den Kopf ergreifen. Das Parkinson-Syndrom beginnt aber nie mit einem Kopftremor. Der Tremor kann einseitig beginnen und kann auch dann, wenn er bilateral ist, lange Zeit auf einer Seite stärker als auf der anderen ausgeprägt sein.

Der Tremor vermindert sich oder setzt ganz aus, wenn der Patient mit dem betroffenen Körperglied eine Bewegung ausführt, aber er tritt wieder auf, wenn diese Bewegung zu Ende gegangen ist. Dies beruht wahrscheinlich auf dem desynchronisierenden Einfluß der Pyramidenbahn auf die Vorderhornzellen.

Es ist nicht schwierig, den Parkinson-Tremor als solchen zu erkennen, wenn der Patient andere charakteristische Zeichen des Parkinson-Syndroms hat, z. B. Rigor als Zeichen einer Störung in der reziproken Innervation und Relaxation der Muskeln, ferner Akinese mit Verarmung der expressiven, der Mitbewegungen und bei fortschreitender Krankheit auch der willkürlichen Bewegungen, um nur einige wichtige Zeichen zu nennen. Wenn der Tremor aber das einzige erkennbare Krankheitssymptom ist, dann ist die Differentialdiagnose schwierig, und manchmal muß man erst den weiteren Verlauf abwarten, bevor man eine diagnostische Entscheidung treffen kann. Charakteristische Züge des Parkinson-Tremors sind: stabile Frequenz von 4 bis 6 pro Sekunde, maschinenartiger Ablauf in der Ruhe, Nachlassen bei Zielbewegungen, welches schon ganz kurz vor der tatsächlichen Ausführung der Bewegung zu beobachten ist, und Zunahme in der Amplitude, aber nicht in der Frequenz, während emotionaler Spannung. Wenn das betroffene Körperglied durch den Untersucher festgehalten wird, kann der Tremor sich auf andere Gliedmaßen verschieben.

36.2 Gutartiger essentieller oder familiärer Tremor

Diese Tremorformen setzen gewöhnlich während der ersten zwei Lebensdekaden ein, oder, mit einem zweiten Altersgipfel, im siebenten Lebensjahrzent. Die Patienten haben einen alternierenden Ruhetremor, dessen Frequenz etwas schneller ist als beim Parkinson (5–9 sec). Auch dieser Tremor nimmt bei emotionalen Regungen zu. Er verstärkt sich aber, anders als beim Parkinson, während der Ausführung von Zielbewegungen. Bei voller Entspannung setzt er aus. Gewöhnlich beginnt er einseitig . Häufig beobachtet man auch einen feinen Ruhetremor des Kopfes, der bei Zuwendung vorhanden ist, aber beim entspannten Liegen aussetzt. Der familiäre Tremor läßt bei Alkoholgenuß nach, aber das kann auch bei anderen Arten von Tremor der Fall sein.

Das charakteristische Zeichen ist, daß über viele Jahre und Jahrzehnte der Tremor zwar grober wird, aber der Patient entwickelt keinen Rigor, keine Akinese oder ein anderes Zeichen „extrapyramidaler" Krankheit. Elektrophysiologisch registriert man einen 6–12/sec Halte- und Aktionstremor mit Koaktivierung antagonistischer Muskeln, anders als beim 4–6/sec Parkinsontremor mit alternierender Aktivierung antagonistischer Muskeln. In den meisten Fällen kann man die Diagnose ex juvantibus erhärten, weil Betarezeptorenblocker oder Primidon den Tremor sehr häufig eindrucksvoll bessern. Bildgebende Verfahren tragen nicht zur Diagnose bei.

36.3 Toxischer Tremor

Verschiedene toxische Agentien führen zu einem feinen Tremor, der am deutlichsten an den ausgestreckten Händen zu beobachten ist, obwohl er auch in Ruhe vorhanden sein kann. Der Tremor ist in den distalen Muskelgruppen der Gliedmaßen zu beobachten. Er hat eine unregelmäßige Frequenz und Amplitude und vermindert sich nicht während der Ausführung von Zielbewegungen.

36.3.1 Alkoholmißbrauch. Die häufigste Ursache ist Alkoholmißbrauch. In den Anfangsstadien tritt er nur am Morgen auf und läßt im Laufe des Tages nach. Dieser Tremor ist ein Entziehungsphänomen und beruht auf der nächtlichen Unterbrechung der gewohnten Alkoholzufuhr. Es ist von großer diagnostischer Bedeutung, daß der Patient diese Variabilität im Zeitablauf bestätigt, weil wenige Alkoholkranke in der ersten Exploration den Mißbrauch zugeben werden. In fortgeschrittenen Stadien ist der Tremor ständig vorhanden, selbst nach längerer Unterbrechung der Alkoholzufuhr. Diese Patienten sind aber durch bestimmte körperliche Symptome als Alkoholkranke zu erkennen: unter diesen sind Venektasien im Gesicht, leichter Ikterus, eine vergrößerte Leber und ein auffällig zuvorkommendes Auftreten zu nennen.

36.3.2 Einnahme neuroleptischer und thymoleptischer Medikamente. Chronische Zufuhr von neuroleptischen und noch mehr thymoleptischen Substanzen führt zu einem ähnlichen Tremor, der jedoch infolge der längeren Halbwertzeit der Substanzen nicht die beschriebene zirkadiane Variation zeigt. Eine vollständige Liste müßte auch sedative Medikamente der verschiedensten Stoffklassen einschließen. Tremor ist auch ein charakteristischer unerwünschter Effekt von Lithiumpräparaten, die zur Vorbeugung von Phasen der manisch-depressiven Krankheit und auch bei periodischer Migräne und Bing-Horton-Kopfschmerz (s. Kapitel 7) gegeben werden. In fortgeschrittenen Stadien ist der medikamentös bedingte Tremor von artikulatorischen Sprechstörungen und Blickrichtungsnystagmus begleitet.

36.3.3 Schwermetallintoxikation. Wie andere Organe auch, wird das Gehirn durch Schwermetallintoxikation geschädigt. Ein wichtiges Symptom ist ein feiner, schneller, unregelmäßiger Tremor. Die Patienten sind gewöhnlich blaß, die Blutuntersuchung zeigt eine hypochrome Anämie und im Falle einer Bleiintoxikation basophile Tüpfelung der Erythrozyten.

36.3.4 Thyreotoxischer Tremor. Dieser Tremor schlägt fein und schnell und ist auf die ganz distalen Abschnitte der Gliedmaßen beschränkt. Er ist von anderen Zeichen verstärkter sympathischer Aktivität, wie Tachykardie, Neigung zum Schwitzen und Gewichtsverlust begleitet.

36.4 Wilsonsche Krankheit

Diese Störung im Kupferstoffwechsel hat viele Facetten. Die neurologischen Symptome beruhen darauf, daß in den Stammganglien und im Hirnstamm Ablagerungen von Kupfer die normale

Funktion der Nervenzellen beeinträchtigen. Bei manchen Patienten kommt es zu einem Syndrom, das der multiplen Sklerose ähnlich ist, bei anderen findet man einen „flapping tremor" (s. S. 149), bei wieder anderen ein juveniles Parkinson-Syndrom mit Ruhetremor und Akinese. Die Wilsonsche Krankheit muß bei jedem Patienten in die Differentialdiagnose einbezogen werden, der jünger als 40 Jahre ist und einen Ruhetremor oder andere „extrapyramidale" Symptome entwickelt. Die Diagnose stützt sich auf den Nachweis von Kupferablagerungen in der Kornea, die man unter der Spaltlampe als grünlich-bräunlichen Kayser-Fleischer-Ring erkennt, und auf den Nachweis einer Verminderung des Serumspiegels von Coeruloplasmin bei gleichzeitiger verstärkter Urinausscheidung von Kupfer und verschiedenen Aminosäuren (s. auch Kapitel 14).

36.5 Psychogener Tremor

Gar nicht selten hat Tremor eine seelische Ursache. Die Diagnose des psychogenen Tremors ist schwierig zu stellen, obwohl der Verdacht im Verlaufe der Untersuchung verhältnismäßig früh auftreten kann. Es ist sehr schwierig, die Persönlichkeit eines Patienten einzuschätzen, der mit einem auffälligen neurologischen Symptom den Arzt aufsucht. Der Tremor hat Elemente fast aller Varianten, die bisher erörtert worden sind. Er ist in der Ruhe vorhanden, ist gewöhnlich irregulär in der Amplitude, aber auch in der Frequenz. Dies unterscheidet ihn von den bisher besprochenen Tremorformen. Er nimmt zu, wenn der Patient eine bestimmte Haltung einnimmt, wenn er eine Zielbewegung ausführt und wenn er einen Gegenstand festhalten soll. Er ist nicht von anderen Zeichen einer Krankheit der Stammganglien (Rigor, Akinese) oder des Kleinhirns (Nystagmus, Dysarthrie) begleitet. Schreibbewegungen sind gewöhnlich grob verändert, oft in einem solchen Ausmaß, daß die Schrift unleserlich wird. Die Patienten haben keine Mikrographie, wie bei der Parkinsonschen Krankheit, oder „eine reguläre Unregelmäßigkeit", wie bei Kleinhirnaffektionen, sondern die geschriebenen Linien zeigen ganz abrupte Exkursionen, wenn der Patient überhaupt zu schreiben in der Lage ist.

Biofeedbackverfahren können den Tremor sehr deutlich bessern, stärker als es bei einem Tremor organischer Ursache möglich ist.

37 Schulter-Arm-Schmerz

37.1 Akutes Einsetzen
37.1.1 Neuralgische Schulteramyotrophie
37.1.2 Lateraler zervikaler Bandscheibenvorfall
37.1.3 Metastatischer Tumor der Halswirbelsäule
37.1.4 Entzündliche Krankheiten der Halswirbelsäule einschließlich Discitis intervertebralis
37.1.5 Zoster
37.1.6 Schmerzhafte Schultersteife
37.1.7 Schleudertrauma
37.2 Chronischer Verlauf
37.2.1 Degenerative Krankheiten der Halswirbelsäule
37.2.2 Extramedullärer Tumor der Halswirbelsäule
37.2.3 Pancoast-Tumor
37.2.4 Syringomyelie und intramedullärer zervikaler Tumor
37.2.5 Arthrose des Schultergelenkes
37.2.6 Skalenus-Syndrom
37.2.7 Zosterneuralgie
37.2.8 Psychogene Schulter-Arm-Schmerzen

Die Tabelle, die diesem Kapitel vorangestellt ist, steht in krassem Gegensatz zu der diagnostischen Monotonie der täglichen ärztlichen Praxis. Nur zu leicht wird jeder Art von Krankheitszustand, der unter Schmerzen die Schulter und den Oberarm ergreift, das bequeme Etikett Schulter-Arm-Schmerz oder, noch schlimmer, Schulter-Arm-Syndrom gegeben. Ohne weitere diagnostische Überlegungen erhalten die Patienten dann Physiotherapie oder intramuskuläre Injektionen von Lokalanästhetika. Bei vielen wird ein CT oder MRT des zervikalen Spinalkanals angeordnet, was oft falsch positive Befunde ergibt, die die Symptomatik nicht erklären.

Schmerz ist aber ein Symptom, das nach einer Diagnose verlangt, nicht eine Diagnose in sich selbst. Kein Mediziner würde die Diagnose „Bauchschmerzen" akzeptieren und daraufhin therapeutische Maßnahmen verordnen. Ein Syndrom ist eine typische Kombination von Symptomen und Beschwerden. Die Bezeichnung Syndrom kann nicht auf eine bestimmte anatomische Region angewendet werden. Genauso wenig wie ein Schulter-Arm-Syndrom, gibt es ein Hüfte- und Bein-Syndrom. Schließlich ist noch folgende Überlegung wichtig: Selbst wenn man dem Irrtum unterliegt, daß in jedem Falle von Schulter-Arm-Schmerz eine mechanische Kompression einer zervikalen Nervenwurzel infolge degenerativer Veränderung der Wirbel oder der Bandscheiben vorliegt, ist es schwer vorstellbar, wie diese mechanische Kompression durch die Injektion einer analgetischen Substanz in einen weit entfernten Muskel (Gesäß!) beseitigt werden könnte.

Diese polemischen Absätze sollen dazu anhalten, die Beschwerden und Symptome des Patienten sorgfältig zu analysieren. Wie bei anderen diagnostischen Entscheidungen auch, trägt das Auftreten der Symptome bereits zu einer vorläufigen Gruppierung der zugrundeliegenden Krankheitszustände bei. Bei akutem wie bei chronischem Auftreten können bösartige und gutartige Krankheitszustände vorliegen.

37.1 Akutes Einsetzen

37.1.1 Neuralgische Schulteramyotrophie. Diese Krankheit betrifft gewöhnlich den Arbeitsarm, also bei den meisten Menschen den rechten, und sie tritt vor allem bei Männern im jüngeren und mittleren Lebensalter auf. Das erste Symptom ist ein heftiger Schmerz in der Schulter und im Oberarm, der sich entlang der radialen Seite des Unterarmes bis zum Daumen erstrecken kann. Mit einer Latenz von wenigen Stunden oder einigen Tagen entwickelt sich eine einseitige Schwäche von Muskeln des Schultergürtels, nachdem der Patient schon vorher wegen der starken Schmerzen Bewegungen in diesen Muskeln vermieden hat. Kopfbewegungen verstärken die Schmerzen nicht, was ein wichtiges differentialdiagnostisches Merkmal gegenüber dem zervikalen Bandscheibenvorfall ist.

Das Ausmaß der Schwäche kann gegen Ende der ersten Woche beurteilt werden, wenn die heftigen Schmerzen nachgelassen haben. Die neurologische Untersuchung zeigt dann an, daß die motorischen Fasern des oberen Plexus brachialis betroffen sind. Die meisten Patienten haben eine Lähmung des M. deltoideus, serratus anterior und supraspinatus. Auch der M. biceps kann befallen sein. In seltenen Fällen ist die Lähmung auf einen einzigen Muskel beschränkt, z.B. den Serratus oder ganz selten auch das Zwerchfell.

Ein sehr wichtiges Symptom ist die rasche Entwicklung von Muskelatrophie. Die Reflexe sind gewöhnlich normal. Bei einigen Patienten ist der Bizepssehnenreflex abgeschwächt. Mit Ausnahme der vorübergehenden Schmerzen findet man wenig oder keine Sensibilitätsstörungen. Dies erklärt sich leicht dadurch, daß der betroffene Anteil des Plexus brachialis in erster Linie motorische Fasern führt, mit der einen Ausnahme des N. axillaris, dessen Versorgungsgebiet an der Außenseite des Oberarmes nicht größer als eine Handfläche ist.

Elektrophysiologische Untersuchungen zeigen eine Verlangsamung der Nervenleitung über den Erbschen Punkt. Das EMG zeigt nach dem Ende der zweiten Woche Denervierung der betroffenen Muskeln. Der Liquor ist gewöhnlich normal. Bei dem klaren klinischen Syndrom ist die Lumbalpunktion übrigens entbehrlich. Die Prognose ist gut, aber die Wiederherstellung der Lähmungen kann Monate auf sich warten lassen.

37.1.2 Lateraler zervikaler Bandscheibenvorfall. Dieser setzt keineswegs eine sehr starke akute Belastung voraus. Der degenerative Prozeß macht den Faserring langsam dünn und brüchig, so daß der Anulus fibrosus plötzlich spontan oder während ganz trivialer Bewegungen, wie beispielsweise Ausstrecken des Armes, einreißt. Die Patienten haben sofort radikulär ausstrahlende Schmerzen. Von großer diagnostischer Bedeutung ist eine fixierte Schonhaltung des Kopfes, der leicht vorwärts gebeugt und etwas zur betroffenen Seite geneigt ist. Kopfbewegungen, besonders Rückwärtsneigung des Kopfes, rufen mehr Schmerzen hervor als Armbewegungen.

Reflexabschwächung am Arm ist gewöhnlich im akuten Stadium kein wichtiges Symptom (s. aber unten), und dasselbe gilt für Sensibilitätsstörungen, da der Patient zu sehr von den akuten ausstrahlenden Schmerzen abgelenkt ist. Das EMG ist im akuten Stadium normal. Die Röntgennativaufnahme der Halswirbelsäule kann, muß aber nicht, degenerative Veränderungen zeigen:

Man darf nicht erwarten, daß man in allen Fällen eine Verschmälerung eines Zwischenwirbelraumes findet. Bildgebende Verfahren können die vorgedrungene Bandscheibe darstellen. Der entscheidende Befund ist die Kompression einer zervikalen Nervenwurzel im dorso-lateralen Winkel des Spinalkanals oder die Kompression des Rückenmarks selbst. Klinisch zeigt sich diese durch eine Reflexsteigerung unterhalb des betroffenen Niveaus und durch sensible Symptome am Rumpf. Manche Patienten haben ein Brown-Séquard-Syndrom (s. Kapitel 12). Konsultation eines Neurochirurgen ist notwendig. Dieser bestimmt, ob er zur Entscheidung über die Operation eine Myelographie braucht.

37.1.3 Metastatischer Tumor der Halswirbelsäule. Akute radikuläre Schmerzen treten bei metastatischen Tumoren der Halswirbelsäule auf, ohne daß der Patient vorher eine längere Schmerzanamnese hatte.

Es ist schwer, fast unmöglich, die Diagnose allein nach der Anamnese und der neurologischen Untersuchung zu stellen. Beschwerden und Symptome sind ähnlich denen beim lateralen Bandscheibenvorfall. Ein wichtiger diagnostischer Hinweis kann aus der Segmenthöhe gewonnen werden, weil Bandscheibenvorfälle oberhalb des Niveaus der 6. Zervikalwurzel extrem selten sind. Laborbefunde können weiter führen, aber jeder Arzt hat schon metastatische Tumoren mit normaler Blutsenkungsgeschwindigkeit gesehen. Nativaufnahmen oder CT oder MRI führen zur Diagnose. Sehr nützlich ist die Kombination der bildgebenden Verfahren mit der Myelographie (CT-Myelographie). Solange der Patient noch keine komplette Querschnittslähmung hat, soll man nicht unbedingt Zeit mit der Suche nach einem Primärtumor verlieren. Ein chirurgischer Eingriff kann die Kompression des Rückenmarks beseitigen und gleichzeitig histologische Befunde liefern. Natürlich gilt dies nur dann, wenn eine Solitärmetastase vorliegt (Knochenszintigraphie).

37.1.4 Entzündliche Krankheiten der Halswirbelsäule einschließlich Discitis intervertebralis. Die *Spondylitis* ist selten geworden. Sie führt zu lokalen und ausstrahlenden Schmerzen und kann nur durch Röntgenaufnahmen und andere bildgebende Verfahren diagnostiziert werden. Die *Discitis intervertebralis* kann die Folge einer Bandscheibenoperation sein. Die Patienten haben Schmerzen bei jeder Bewegung der Halswirbelsäule und zusätzlich ausstrahlende radikuläre Schmerzen. Die neurologischen Befunde sind gewöhnlich unergiebig. Man findet häufig nur eine reflektorische Fixierung des betroffenen Wirbelsäulenabschnittes. Die Diagnose kann nur mit radiologischen Methoden gestellt werden.

Die Beschwerden und Symptome beim *epiduralen Abszeß* sind sehr charakteristisch. Akut oder subakut setzt ein fast unerträglicher Schmerz ein. Gleichzeitig wird der betroffene Abschnitt der Wirbelsäule immobilisiert. Rasch entwickeln sich die Symptome der Querschnittslähmung, während radikuläre Symptome zurücktreten. Die Laborbefunde zeigen eine akute Entzündung an, insbesondere ist die Blutsenkungsgeschwindigkeit stark beschleunigt. Die Röntgennativaufnahmen der Wirbelsäule sind normal. Die spinale CT-Untersuchung kann falsch negative Befunde liefern, weil man das Niveau der Läsion nicht präzise festlegen kann. Wenn man keine MRI-Untersuchung zur Verfügung hat, ist die Methode der Wahl die CT-Myelographie, bei welcher man auch Liquor gewinnt. Die zytologische Untersuchung kann bei den seltenen Fällen von Nutzen sein, bei denen eine Kompression des Rückenmarks durch einen intrathekal lokalisierten Tumor oder ein Lymphom hervorgerufen wird.

37.1.5 Zoster. Im Initialstadium, während der ersten Tage ist die Diagnose des Zoster schwierig bis unmöglich, weil die Patienten dann nur radikuläre Schmerzen haben und die Zosterbläschen im betroffenen Segment noch nicht aufgetreten sind. Der Schmerz wird als andauernd und brennend erlebt und verstärkt sich nicht durch Bewegung oder durch Zunahme des intraspinalen Drucks z.B. durch Husten oder Pressen. Am Ende der ersten Woche kann die Diagnose nur dann verfehlt werden, wenn man auf die körperliche Untersuchung des Patienten verzichtet. In seltenen Fällen kommt es beim Zoster zu motorischen Symptomen, wie Reflexabschwächung oder Reflexverlust und Lähmung von Muskeln, die von dem betroffenen Segment versorgt werden.

37.1.6 Schmerzhafte Schultersteife. Dieser Terminus bezieht sich auf das Endstadium einer chronischen Affektion des Schultergelenkes. Im Verlaufe der Krankheit kommt es aber zu akuten Verschlechterungen mit plötzlichem Schmerz in der Schulter, der auch in den Arm ausstrahlen kann und der den Patienten veranlaßt, die Schulter zu fixieren. Kopfbewegungen verstärken die Schmerzen nicht, ebensowenig Zunahme des intraspinalen Drukkes. Passive Abduktion des Armes führt zu einer Verstärkung der Schmerzen und zu einer reflektorischen Kontraktion der gleichseitigen Muskulatur des Schultergürtels. Die Kraft ist unter diesen Umständen nicht zu überprüfen. Die Reflexe sind normal. Man findet keinen Sensibilitätsausfall. Die Röntgenaufnahmen zeigen eine Arthrose des Schultergelenkes und/oder Kalkablagerungen in der Schultergelenkskapsel.

37.1.7 Schleudertrauma. Diese Art des Traumas hat einen sehr charakteristischen Mechanismus. Schleudertraumen treten hauptsächlich bei Verkehrsunfällen auf, und zwar dann, wenn ein Wagen von hinten auf einen anderen auffährt, der langsamer fährt oder steht. Die plötzliche ruckartige Beschleunigung des langsamen Wagens führt bei den Insassen zu einer akuten Hyperextension und dann Hyperflexion des Nackens. Diese Bewegungen werden nicht durch Muskelkontraktionen gebremst, weil der Unfall die Insassen unvorbereitet trifft. Es kommt zu einer Schädigung der kleinen Wirbelgelenke und des Bandapparates.

Mit einer Latenz von einigen Stunden oder einem Tag stellt sich Nackenschmerz ein, der zu einer reflektorischen Fehlhaltung des Kopfes führt. Die Schmerzen strahlen in die Schulter und in den Oberarm aus. Dieser schmerzhafte Beschwerdezustand kann einige Wochen andauern. Die Reflexe sind normal, man findet keinen Sensibilitätsausfall, Röntgenaufnahmen der Halswirbelsäule und elektrophysiologische Untersuchung sind unauffällig. Die Diagnose wird nach der Anamnese gestellt. Leider aggravieren viele Patienten ihre Symptome, weil es sich um entschädigungspflichtige Unfälle handelt.

37.2 Chronischer Verlauf

37.2.1 Degenerative Krankheiten der Halswirbelsäule. Umschriebener, d.h. monoradikulärer Schmerz und Sensibilitätsausfall werden nicht durch degenerative Veränderungen der Halswirbelsäule ausgelöst. Auch motorische Symptome, wie Schwäche oder Reflexverlust, sind dabei nicht zu erwarten. Dies hat seinen Grund darin, daß die Symptome der Spondylarthrose gewöhnlich nicht oder jedenfalls weniger auf Kompression von Nervenwurzeln beruhen. Häufiger entstehen die Schmerzen in den Intervertebralgelenken, die eine reiche Versorgung mit sensiblen Fasern haben. Der Patient klagt also über ausstrahlende Schmerzen, die etwas diffus verteilt und nicht von segmentalen sensiblen oder motorischen Ausfällen begleitet sind. Man nennt diese Art der Ausstrahlung pseudoradikulär. Kopfbewegungen sind eingeschränkt, aber sie müssen die Schmerzen nicht verstärken. Die Schulterbewegungen sind frei, solange nicht eine sekundäre Schrumpfung der Gelenkkapsel eingetreten ist, weil der Patient den Arm immobil hält.

37.2.2 Extramedullärer Tumor der Halswirbelsäule. Im Gegensatz zu degenerativen Veränderungen kommt es bei extramedullären Tumoren frühzeitig zu einer Läsion der benachbarten oder betroffenen Nervenwurzeln. Mehr als die Hälfte dieser Tumoren sind Neurinome, die ihren Ursprung von einer dorsalen Nervenwurzel nehmen. Auch die Meningeome sind gewöhnlich auf der Dorsalseite des Rückenmarks lokalisiert. Die Patienten haben radikuläre Schmerzen, die durch Steigerung des intraspinalen Druckes, z.B. durch Husten, verstärkt werden. Oft ist das Lhermittesche Zeichen positiv. Frühzeitig im Krankheitsverlauf stellen sich radikuläre Sensibilitätsausfälle ein, ebenso Abschwächung der Eigenreflexe in den betroffenen Segmenten. Die radikuläre Natur der Symptomatik muß frühzeitig erkannt werden, weil die Diagnose gestellt werden sollte, bevor das Rückenmark selbst von dem Tumor komprimiert und unter Umständen irreversibel geschädigt wird. Elektrophysiologische Untersuchungen (Vergleich der evozierten Potentiale nach Stimulation des N. tibialis und medianus) verlangen eine gewisse Erfahrung.

Die radiologische Nativdiagnostik ist oft unergiebig, so daß man bildgebende Verfahren, inbesondere CT-Myelographie, anwenden muß.

37.2.3 Pancoast-Tumor. Das klinische Bild und die Entwicklung beim Pancoast-Tumor sind im einzelnen in Kapitel 27 beschrieben. Hier soll nur erwähnt werden, daß Schmerzen im Versorgungsgebiet des unteren Plexus brachialis, also entlang der Ulnarseite des Unterarms und der Hand, verhältnismäßig spät im Wachstum des Tumors auftreten. Wenn geichzeitig ein ipsilaterales Horner-Syndrom vorliegt, gibt es praktisch keine diagnostische Alternative, mit Ausnahme der seltenen Syringomyelie.

37.2.4 Syringomyelie und intramedullärer zervikaler Tumor. Die Höhlenbildung innerhalb des Rückenmarks drückt auf das Seitenhorn, wo die zentrale sympathische Bahn verläuft und auf das Hinterhorn, wo die sensiblen Fasern in das Rückenmark eintreten. Die Symptomatik kann also mit radikulären Schmerzen beginnen. Diese sind gewöhnlich nicht auf ein oder zwei Segmente beschränkt, sondern erstrecken sich diffus über den Arm. In diesem Stadium kann der Patient bereits ein zentrales Horner-Syndrom und eine Schweißstörung ipsilateral im Gesicht, an der Schulter und am Arm haben (s. Kapitel 27). Im weiteren Verlauf entwickelt sich eine periphere Lähmung mit Muskelatrophie an einer Hand, später an beiden Händen. Druck auf den Pyramiden-Seitenstrang führt zur Reflexsteigerung an den Beinen mit pathologischen Reflexen. Diese Kombination von Beschwerden und Symptomen zeigt eine chronische Schädigung innerhalb des Rükkenmarks an.

Die Alternative zur Syringomyelie ist ein intramedullärer Tumor, der gewöhnlich histologisch gutartig ist. Die frühzeitige Diagnose ist außerordentlich wichtig, weil in beiden Fällen die Schädigung des Rückenmarks irreversibel sein kann, wenn die Diagnose erst nach Ausbildung eines Brown-Séquard-Syndroms oder eines inkompletten Querschnittssyndroms gestellt wird. Bildgebende Verfahren müssen frühzeitig eingesetzt werden. Auch hier bewährt sich die CT-Myelographie.

37.2.5 Arthrose des Schultergelenkes. Nur kurz soll erwähnt werden, daß Arthrose des Schultergelenkes ausstrahlende („pseudoradikuläre") Schmerzen im Arm hervorrufen kann, ohne daß man sensible oder motorische Ausfälle findet. Das führende Symptom ist eine fortschreitende Immobilisierung des Schultergelenkes mit Schmerzen beim Versuch, den Arm zu abduzieren.

37.2.6 Skalenus-Syndrom. Das Skalenus-Syndrom ist im einzelnen in Kapitel 26 beschrieben. Als Ursache radikulärer Schmerzen wird es oft verkannt.

37.2.7 Zosterneuralgie. Es ist fast eine Regel, daß die Zosterneuralgie auf degenerative Wirbelsäulenveränderungen zurückgeführt wird, zumal fast alle Patienten im fortgeschrittenen Lebensalter sind und die Ärzte radiologische Untersuchungen vor anstatt nach der körperlichen Untersuchung anordnen. Der Schmerz ist sehr viel intensiver als bei degenerativen Veränderungen der Wirbelsäule, und er wird nicht durch Bewegungen oder durch Husten verstärkt. Gewöhnlich kann man die Reste der Zosterbläschen als bräunliche Flecken von segmentaler Anordnung in der Haut erkennen.

37.2.8 Psychogene Schulter-Arm-Schmerzen. Wenn diese Diagnose als letzte genannt wird, soll das nicht heißen, daß sie selten die zutreffende ist. Die Diagnose muß aber mit Vorsicht gestellt werden, was für alle psychogenen Schmerzzustände gilt. Die Tatsache, daß neurologische und Zusatzuntersuchungen ohne pathologischen Befund sind, schließt eine noch unerkannte organische Krankheit nicht aus. Man kann also nur empfehlen, den Patienten ermutigend entgegenzutreten, ihnen antidepressive Medikamente verordnen, von denen die meisten auch analgetische Wirkung haben. Man soll aber immer wieder Kontrolluntersuchungen im Hinblick auf eine somatische Verursachung vornehmen.

38 Schwindel

38.1 Gutartiger paroxysmaler Lagerungsschwindel
38.2 „Neuronitis vestibularis“ (akute periphere Vestibularisstörung)
38.3 Menièresche Krankheit
38.4 Commotio labyrinthi
38.5 Zoster oticus
38.6 Intoxikation
38.7 Kleinhirnbrückenwinkeltumor
38.8 Infarkt oder Tumor des Kleinhirns
38.9 Tumor der Großhirnhemisphären
38.10 Presbyvertigo bei degenerativen Halswirbelsäulenveränderungen
38.11 Psychogener Schwindel

Schwindel kann anfallsweise oder andauernd auftreten. In beiden Fällen wird er von den Patienten als alarmierendes Ereignis erlebt. Dies hat zur Folge, daß die Beschreibung des Schwindels gewöhnlich recht unscharf ist. Die Erhebung einer verwertbaren Anamnese verlangt eine gute Kenntnis der klinischen Manifestationen von Schwindel und viel Geduld. Wir unterscheiden gerichteten Schwindel von unsystematischer Unsicherheit. Der gerichtete Schwindel wird meist rotierend erlebt und muß auf eine Funktionsstörung eines Labyrinthes zurückgeführt werden, weil nur dort die Richtungen des Raumes getrennt repräsentiert sind. Unsystematischer Schwindel entsteht in den Integrationsebenen des vestibulären Systems, wo die Richtungsinformationen verarbeitet werden. Isolierte Fallneigung zu einer Seite zeigt eine ipsilaterale Kleinhirnschädigung an.

38.1 Gutartiger paroxysmaler Lagerungsschwindel

Die häufigste Form ist der gutartige paroxysmale Lagerungsschwindel. Gewöhnlich berichten die Patienten über eine Scheinbewegung der Umgebung und Fallneigung des Körpers, begleitet von Angstgefühl und manchmal Übelkeit. Akustische Symptome, z.B. Ohrgeräusche, gehören nicht zum Syndrom. Der einzelne Schwindelanfall dauert nur einige Sekunden an, aber er kann sich wiederholen. Man muß den Patienten genau befragen, um herauszufinden, daß der Schwindel regelmäßig dadurch ausgelöst wird, daß der Patient eine bestimmte Haltung des Kopfes einnimmt, etwa wenn er sich nach vorne bückt, um die Schuhe zuzubinden, oder andere Tätigkeiten ausübt oder wenn er sich niederlegt oder sich im Bett auf die andere Seite dreht. Einige Patienten werden durch die Schwindelattacken geweckt, wenn sie ihre Schlafposition verändern. Es ist immer ein und dieselbe Haltung, die den Schwindelanfall auslöst. Viele Patienten sind sich dessen nicht bewußt, dennoch vermeiden sie instinktiv, diese kritische Haltung einzunehmen.

Sobald man die Verdachtsdiagnose gestellt hat, sollte man in der Untersuchung mit dem Patienten verschiedene Lagerungsproben anstellen, wobei er eine Frenzelbrille trägt, damit man den Nystagmus besser beobachten kann. Für die Diagnose ist es entscheidend, daß der Patient sich nicht auf der Liege hinlegt, bevor die Untersuchung beginnt, sondern den Arzt sitzend erwartet. Der Grund dafür ist, daß der Lagerungsschwindel sehr rasch habituiert, so daß er bei der zweiten Einnahme der schwindelauslösenden Position schon schwächer ist und beim dritten Mal ausbleibt.

Der Schwindelanfall beginnt mit einer Latenz von einigen Sekunden. Während der Schwindelattacke beobachtet man rotierenden Nystagmus mit Schlagrichtung zum unten liegenden Ohr. Der Schwindel läßt nach längstens einer Minute nach. Wenn der Patient sich wieder aufsetzt, tritt erneut Schwindel auf, und jetzt schlägt der Nystagmus in die Gegenrichtung. Eine Wiederholung der Untersuchung zeigt, daß der Schwindel schwächer wird und ausbleibt. Dies ist ein diagnostisch sehr wichtiges Kriterium. Gleichzeitig überzeugt es die Patienten von der vorzuschlagenden Therapie (s. unten).

Mit Ausnahme des Lagerungsnystagmus ist der neurologische Status normal. Das gilt auch für die kalorische Erregbarkeit der Labyrinthe. Zusatzuntersuchungen sind nicht notwendig. Diese Art von Schwindel ist gutartig. Sie ist nicht das erste Symptom irgendeiner Krankheit des Nervensystems, insbesondere kein Vorpostensymptom des Akustikusneurinoms oder eines anderen Tumors der hinteren Schädelgrube. Medikamentenbehandlung hilft nicht oder wenig. Die einzig wirksame Therapie ist ein Lagerungstraining, welches vermutlich den Detritus verteilt, der sich von den Otolithen entweder spontan oder nach einem Kopftrauma gelöst hat (sog. Kupulolithiasis). Die Lagerungsübungen bestehen darin, daß der Patient die schwindelauslösende Position alle 3 Stunden etwa 20mal hintereinander einnimmt. Dabei läßt der Schwindel in wenigen Tagen nach und bleibt dann aus.

38.2 „Neuronitis vestibularis" (akute periphere Vestibularisstörung)

Ein akut einsetzender Schwindel, begleitet von Übelkeit und gerichtetem Nystagmus, aber ohne Ohrgeräusche oder andere kochleäre Symptome, wird traditionellerweise Neuronitis vestibularis genannt. Bewegungen des Kopfes verstärken den Schwindel, er ist aber auch in der Ruhe vorhanden. Seine Intensität kann fluktuieren. Die kalorische Erregbarkeit der Labyrinthe ist auf einer oder auf beiden Seiten pathologisch verändert. In seltenen Fällen findet man auch Zeichen einer Hirnstammfunktionsstörung oder unspezifische bilaterale Veränderungen im EEG. In diesen Fällen nimmt man eine leichte Hirnstammenzephalitis an. Im übrigen sind die neurologischen Befunde normal. Es wird angenommen, daß die Neuronitis vestibularis eine infektiöse Ursache hat. Manchmal tritt sie epidemisch auf („epidemischer Schwindel"). Die Prognose ist gut.

38.3 Menièresche Krankheit

Die Menièresche Krankheit ist durch immer wieder auftretende Anfälle von Drehschwindel und Nystagmus charakterisiert, die von Übelkeit und Erbrechen sowie von Ohrgeräuschen und anderen Funktionsstörungen des autonomen Nervensystems, wie Schwitzen, Diarrhoe und Veränderungen der Herzfrequenz oder des Blutdrucks begleitet sind. Viele Patienten können während eines Schwindelanfalls nicht aufrecht sitzen oder gar stehen. Sie legen sich auf eine Seite, die gewöhnlich das nicht betroffene Ohr anzeigt. Die einzelne Schwindelattacke wird nicht durch ein erkennbares Ereignis oder eine besondere Lage des Kopfes ausgelöst. Sie dauert Stunden, in seltenen Fällen Tage, und ist dann von einer uncharakteristischen Unsicherheit und einem Krankheitsgefühl von wenigen Tagen gefolgt. Gewöhnlich hat der Patient einseitig einen Hörverlust und Ohrgeräusche, oft schon Monate vor dem ersten Schwindelanfall.

Die otologische Untersuchung zeigt einen einseitigen Vestibularisausfall oder zumindest eine Tonusdifferenz und eine Hörstörung mit „wannenförmiger" Senke im Audiogramm. Der Lautheitsausgleich (recruitment) ist positiv, was eine kochleäre Funktionsstörung anzeigt. Die Beschwerden und Symptome sind so charakteristisch, daß es nicht notwendig ist, die übliche neuroradiologische Suche nach einem Tumor des Kleinhirnbrückenwinkels einzuleiten. Diese Tumoren rufen nie Menière-artige Schwindelanfälle hervor.

38.4 Commotio labyrinthi

Schwindel mit Erbrechen und allgemeiner Unsicherheit nach einem Kopftrauma wird auf eine gutartige Labyrintherschütterung zurückgeführt. Die Symptome dauern einige Tage oder Wochen und bilden sich dann langsam zurück. Dabei hat der Patient keine kochleären Symptome. Wenn diese vorhanden sind (z. B. einseitige Ohrgeräusche oder Hörverlust) und wenn Schwindel und Übelkeit besonders intensiv sind, muß man eine Fraktur des Felsenbeins annehmen. Dann sind radiologische und HNO-Untersuchungen notwendig, weil bei Querfrakturen des Felsenbeins operative Therapie angezeigt sein kann.

38.5 Zoster oticus

Obwohl die Diagnose leicht scheint, kann sie schwierig sein. Die Krankheit kann mit einem Drehschwindel beginnen, der von Übelkeit und Ohrgeräuschen begleitet ist. Viele Patienten haben einen Schmerz im äußeren Gehörgang, im lateralen Gesicht oder in der Nackenregion, aber dieses Symptom ist vieldeutig. Nach 2 oder 3 Tagen treten die typischen Zosterbläschen auf. Sie können aber tief im äußeren Gehörgang oder auf dem Trommelfell verborgen sein und so der Beobachtung entgehen, wenn man nicht gezielt danach sucht. Lähmung anderer Hirnnerven kann die diagnostische Aufmerksamkeit auf eine Gruppe von Krankheiten ablenken, die im Kapitel 19 beschrieben ist. Die Patienten können Lähmungen der Nn. facialis, trigeminus, abducens, vagus und hypoglossus bekommen. Einige Patienten haben Singultus, was den Verdacht auf einen Hirntumor weckt. In diesem Zusammenhang zeigt der Singultus aber nur eine Übererregbarkeit des Vaguskernkomplexes. Im Liquor findet man eine Zell- und Eiweißvermehrung.

Die Diagnose verlangt den Nachweis der Bläschen. Serologische Tests sind nicht unmittelbar hilfreich, weil ein positives Ergebnis erst nach 2 bis 3 Tagen erwartet werden kann.

38.6 Intoxikation

Unsystematischer Schwindel zeigt eine Funktionsstörung im Hirnstamm an. Die häufigste Ursache von Hirnstammfunktionsstörungen ist chronische Intoxikation. Die gewöhnlich eingenommenen Medikamente, die auf die Formatio reticularis einwirken, sind Benzodiazepine, Barbiturate und Antiepileptika. In der Regel ist die allgemeine Unsicherheit von Blickrichtungsnystagmus, dysarthrischer Sprechstörung und einer gewissen Verminderung der Reaktivität begleitet. EEG und toxikologische Untersuchungen bestätigen die Diagnose (s. auch Kapitel 41).

38.7 Kleinhirnbrückenwinkeltumor

Eine der Diagnosen, die von den meisten Ärzten gestellt wird, wenn ein Patient über Schwindel klagt, ist: Kleinhirnbrückenwinkeltumor. Gerichteter Schwindel ist aber bei dieser Krankheit sehr selten, obwohl die Tumoren vom vestibulären Anteil des VIII. Hirnnerven ihren Ausgang nehmen. Im Gegenteil: der

Kontrast zwischen dem groben Nystagmus, der in Kapitel 19 beschrieben wird, und den geringfügigen Beschwerden ist sehr auffällig. Meist haben die Patienten nur eine ungerichtete Unsicherheit.

38.8 Infarkt oder Tumor des Kleinhirns

Die Situation ist bei Kleinhirninfarkt oder Kleinhirntumor ganz anders. Bei diesen Krankheiten sind Schwindel und Ataxie die führenden Symptome. Der Schwindel ist gewöhnlich kein Drehschwindel, sondern eine Fallneigung zu einer Seite oder nach rückwärts. Er kann damit eindeutig von der allgemeinen Unsicherheit bei Affektion des Hirnstamms und der Großhirnhemisphären abgegrenzt werden.

Akutes Einsetzen oder rasches Fortschreiten der Beschwerden spricht für eine vaskuläre Ätiologie (Kleinhirninfarkt oder -blutung). In diesem Fall muß man mit weiteren Symptomen rechnen, z. B. einseitiger lokomotorischer oder Rumpfataxie, Läsionen der kaudalen Hirnnervengruppe und Gefühlsstörung einer Körperhälfte in gekreuzter Verteilung, d. h. auf der einen Seite im Gesicht und auf der Gegenseite am Körper. Die Patienten können auch ein Horner-Syndrom haben. Bei fortschreitender Symptomatik sind Dopplersonographie und bei Verdacht auf hochgradige Strömungshindernisse im hinteren Hirnkreislauf die Angiographie angezeigt. Eine Computertomographie zeigt, ob eine Blutung in eine Kleinhirnhemisphäre vorliegt.

Bei Kleinhirntumoren klagen die Patienten über okzipitalen Kopfschmerz, der durch Husten oder Aufrichten aus der liegenden Position verstärkt wird, ferner über Übelkeit. Sie haben häufig eine Stauungspapille. Man soll nicht aus dem Auge verlieren, daß große Infarkte und Blutungen im Kleinhirn den 4. Ventrikel und den Hirnstamm komprimieren können und selbst zum Hydrocephalus occlusus führen. Die Unterscheidung wird durch bildgebende Verfahren getroffen. Gegebenenfalls ist ein neurochirurgischer Eingriff angezeigt.

38.9 Tumor der Großhirnhemisphären

Patienten mit Hemisphärentumoren beschreiben häufig eine allgemeine Unsicherheit, aber sie bleiben in ihrer Beschreibung sehr vage. Zwar findet sich im Parietallappen eine Region für multisensorische Integration, die auch vestibuläre Afferenzen erhält. Wenn aber Patienten mit Hemisphärentumoren über Schwindel klagen, so meinen sie damit eher eine Verminderung der Wachheit, d.h. der Reaktivität und ein allgemeines Krankheitsgefühl.

Der häufig zitierte epileptische Schwindel ist ein extrem seltenes Symptom.

38.10 Presbyvertigo bei degenerativen Halswirbelsäulenveränderungen

„Presbyvertigo" ist ein neuer Terminus, der verwendet wird, wenn Patienten bei Rückwärtsneigung des Kopfes Schwindel erleben. Der Mechanismus ist sicher nicht vaskulär. Man nimmt an, daß degenerative Veränderungen der kleinen Intervertebralgelenke exzessive propriozeptive Afferenzen auslösen. Diese führen zu einem „mismatch" bei der Verarbeitung der Afferenzen aus verschiedenen sensorischen Modalitäten, der beim Patienten das Gefühl von Schwindel und Unsicherheit hervorruft. Die Diagnose ist noch nicht fest angenommen, und die Häufigkeit des Syndroms ist unklar.

38.11 Psychogener Schwindel

Man sollte nicht aus dem Auge verlieren, daß die Klage über Schwindel auch der Ausdruck einer seelischen und nicht einer körperlichen Unsicherheit sein kann. Die möglichen Diagnosen reichen von der somatisierten Depression bis zur akuten oder chronifizierten Persönlichkeitsstörung. Sie können hier nicht im einzelnen erörtert werden.

39 Sensibilitätsstörungen auf der Zunge

39.1 Einseitig (Läsion des Nervus lingualis)

Sensible Störungen in einer Hälfte der Zunge zeigen eine Läsion des Nervus lingualis an, der einer der größeren sensiblen Äste des Nervus mandibularis ist, des dritten Trigeminusastes. Der Nervus lingualis versorgt die vorderen zwei Drittel der Zunge, jedoch sind die Patienten sich häufig nicht bewußt, daß das rückwärtige Drittel der Zunge vom Nervus glossopharyngeus versorgt und deshalb bei Läsion des Nervus lingualis ausgespart ist. Selbst während der Untersuchung sind sie geneigt anzugeben, daß die Sensibilität über der ganzen Oberfläche einer Zungenhälfte beeinträchtigt ist. Man kann von einem anatomisch naiven Menschen nicht erwarten, daß er subjektiv die Feinheiten der neuroanatomischen Versorgung verarbeitet und erlebt.

Die Gefühlsstörung, die der Patient empfindet, ist entweder Taubheitsgefühl oder Schmerz oder beides. Der Schmerz hat gewöhnlich nicht die charakteristischen Züge der Trigeminusneuralgie („Tic douloureux“), sondern ist entweder konstant vorhanden oder nimmt über längere Zeitperioden zu und wieder ab. In der Regel wird er nicht durch sensible Reize oder Bewegungen ausgelöst. Der Schmerz hat häufig eine brennende Qualität. Manche Patienten erleben eine Verminderung der Geschmackswahrnehmung, andere nicht. Schließlich ist die Geschmackswahrnehmung auf der anderen Hälfte der Zunge und in der Mukosa der übrigen Mundhöhle erhalten.

Für die Diagnose ist es wichtig, festzustellen, daß die Gefühlsstörung sich auf die Zunge beschränkt und sich nicht auf das Versorgungsgebiet des Nervus alveolaris inferior ausdehnt. Dieses Versorgungsgebiet schließt die Zähne des Unterkiefers und die Schleimhaut der unteren Mundhöhle ein. Nur in diesem Fall muß der Ort der Schädigung lateral der Mundhöhle, nahe dem Kieferwinkel gesucht werden.

39.1.1 Iatrogene Schädigung. Die häufigste Ursache ist eine iatrogene Schädigung bei der Extraktion des zweiten und besonders häufig auch des dritten Molars. Der Nerv wird durch Druck geschädigt. In diesem Fall besteht eine gewisse Hoffnung auf Wiederherstellung. Manchmal wird der Nerv während einer Osteotomie oder eines ähnlichen chriurgischen Eingriffs oder während der Inzision eines sublingualen Abszesses oder während der Entfernung eines Tumors in derselben Lokalisation durchschnitten.

39.1.2 Umschriebener neoplastischer oder entzündlicher Prozeß in der rückwärtigen lateralen Region der Mundhöle. Vor einem chirurgischen Eingriff kann der entzündliche Prozeß den Nerven durch Druck oder toxische Einwirkung geschädigt haben. Er kann auch durch einen benachbart wachsenden Tumor direkt ergriffen sein.

39.2 Bilateral

39.2.1 Somatisierte Depression. Wenn ein Patient über doppelseitige Taubheit oder brennende Schmerzen klagt, die auf die Zunge beschränkt sind und die Geschmackswahrnehmung nicht beeinträchtigen, hat die Diagnose einer somatisierten Depression die größte Wahrscheinlichkeit. Aus anatomischen Gründen kann man sich einen Krankheitsprozeß schwer vorstellen, der symmetrisch dicht bei beiden Kieferwinkeln in der Mundhöhle lokalisiert ist. Wenn aber ein solcher Krankheitsprozeß vorliegen sollte, müßte er zu einer Verminderung der Geschmackswahrnehmung führen.

Diese Patienten müssen nicht traurig sein. Im Gegenteil, ihre emotionale Schwingungsfähigkeit und manchmal auch ihre Initiative sind unbeeinträchtigt. Sie werden in der Exploration persönliche Schwierigkeiten oder eine depressive Stimmungslage strikt ablehnen. Es ist ratsam, die Vermutungsdiagnose dadurch zu erhärten, daß die Symptome sich bessern oder vollständig zurückbilden, nachdem der Patient eine ausreichend lange Zeit eine ausreichend hohe Dosis von thymoleptischen oder neuroleptischen Substanzen eingenommen hat.

39.2.2 Karzinom des oberen Rachens und verwandte Krankheiten. Man sollte sich auf den Effekt der thymoleptischen oder neuroleptischen Substanzen jedoch nicht zu stark verlassen, weil selbst sensible Störungen aus *organischer Ursache* durch solche und ähnliche Medikamente gebessert werden. Man soll also diese Patienten immer wieder gründlich durch Inspektion des oberen Rachens und durch Untersuchung der Schädelbasis mit bildgebenden Verfahren nachuntersuchen, weil manche von diesen Patienten im Laufe der Zeit Symptome von seiten des gesamten Ramus mandibularis des Trigeminusnerven entwickeln, die auf einen malignen Prozeß hinweisen, den man vorher nicht entdeckt hatte.

39.2.3 Perniziöse Anämie. In seltenen Fällen sind brennende Zungenschmerzen das führende Symptom der perniziösen Anämie. Die Tatsache, daß diese Krankheit sehr selten geworden ist, könnte in Beziehung zu der großzügigen parenteralen Anwendung von Mischpräparaten stehen, die weit mehr als die tägliche Dosis von Vitamin B_{12} enthalten. Diesen Präparaten wird irrtümlich ein analgetischer Effekt bei Schmerzen der verschiedensten Art zugeschrieben. Die in Wirklichkeit zugrundeliegende Krankheit, die perniziöse Anämie, kann also vorübergehend durch unwissende Substitution des Vitamin B_{12}-Mangels gebessert werden.

Die Diagnose wird durch Blutuntersuchungen gestellt, mit denen man den Serumspiegel von Vitamin B_{12} mißt, ferner durch Messung der Resorption des Vitamins im Intestinaltrakt und bei Bedarf durch mikroskopische Untersuchungen des Knochenmarks. Man muß noch einmal darauf hinweisen, daß die Krankheitszustände, die im Abschnitt 39.2.2 angesprochen werden, ausgeschlossen sein müssen, bevor man die Diagnose einer somatisierten Depression stellt. Dies gilt auch dann, wenn statistisch die somatisierte Depression weit häufiger ist als die anderen genannten Krankheiten.

40 Symmetrische Arreflexie

Erhaltensein oder Fehlen der Eigenreflexe hat per se keine funktionelle Bedeutung. Wenn nach der Operation eines Bandscheibenvorfalls der Achillessehnenreflex ausgefallen bleibt, so führt das nicht zu einer Gangstörung, es hat auch keine Beziehung zur Feinmotorik des Fußes. Symmetrischer Verlust der Eigenreflexe zeigt aber an, daß eine Schädigung des peripheren Nervensystems vorliegt oder vorgelegen hat. Deshalb ist in solchen Fällen eine gründliche neurologische und in vielen Fällen auch internistische Untersuchung notwendig.

40.1 Polyneuropathie

Die häufigste Ursache ist Polyneuropathie. Man sollte annehmen, daß diese häufige Krankheitsgruppe leicht zu diagnostizieren ist, weil jeder Arzt bei symmetrischen Parästhesien und Schmerzen, symmetrischer Schwäche und symmetrischer Arreflexie an Polyneuropathie denken und eine elektrophysiologische Untersuchung veranlassen muß. Dennoch sehen wir oft Polyneuropathien, bei denen mit bildgebenden Verfahren nach einem Bandscheibenvorfall gesucht und selbst eine harmlose Bandscheibenprotrusion operiert wurde.

40.1.1 Guillain-Barré-Syndrom. Es gibt genau definierte Kriterien für die Diagnose des Guillain-Barré-Syndroms. Die wichtigsten davon sind akutes oder subakutes Einsetzen (die seltene chronische Variante wird unten gesondert besprochen), Vorherrschen von motorischen Ausfällen, aufsteigender Verlauf mit Einschluß der Gliedmaßengürtel-, der abdominellen, der Rumpf- und auch der Atemmuskeln, häufiges Auftreten von bilateraler Fazialisparese, Verlangsamung der Nervenleitgeschwindigkeit und der Liquorbefund einer Erhöhung des Eiweißes bei normaler oder fast normaler Zellzahl. Die möglichen Komplikationen der Guillain-Barré-Polyneuritis sind in den Kapiteln 10 und 33 erörtert.

Es ist notwendig, diese Patienten gründlich internistisch und insbesondere serologisch daraufhin zu untersuchen, ob das Guillain-Barré-Syndrom eine erkennbare Ursache hat. Die häufigste dieser Ursachen ist eine Infektion mit dem Epstein-Barr-Virus, ferner mit dem Virus der epidemischen Hepatitis B oder eine Immunopathie oder eine andere hämatologische Krankheit. An die letztgenannten Krankheitszustände muß man denken, wenn das Verteilungsmuster der Beschwerden und Symptome atypisch ist, z. B. wenn der Patient sehr starke Schmerzen und andere sensible Symptome hat, wenn die Lähmungen einen absteigenden Verlauf nehmen oder wenn sich im Liquor eine deutliche Zellvermehrung findet. Seltene Ursache der akuten Polyneuropathie sind Alkoholismus mit schwerer Mangelernährung und Vitamin-B_1-Resorptionsstörung, ferner Panarteriitis. Dies sind Krankheitszustände, die gewöhnlich zu einer chronischen Polyneuropathie führen.

40.1.2 Chronische Polyneuropathie. Diese Krankheiten können lange Zeit unerkannt bleiben, weil der Patient keine charakteristischen Beschwerden äußert und seine Beschwerden oft nicht ernst nimmt. Die Symptome müssen durch gründliche neurologische Untersuchung erst aufgedeckt werden. Viele Patienten mit *Diabetes mellitus* haben verminderte Achillessehnen- und/oder Patellarsehnenreflexe. Ihre Waden- und prätibialen Muskeln sind leicht atrophisch, und der M. extensor digitorum brevis an der dorso-lateralen Seite des Fußrückens unmittelbar vor dem lateralen Fußknöchel ist nicht tastbar, wenn der Patient seine Zehen extendiert, d.h. nach dorsal bewegt. Häufig fühlt der Patient nicht die Vibration einer Stimmgabel, die auf seine große Zehe oder den Fußknöchel aufgesetzt wird. Das bedeutet, daß das zeitliche Auflösungsvermögen für rasch aufeinander folgende sensible Reize aufgehoben oder beeinträchtigt ist. Die elektrophysiologische Untersuchung zeigt eine generalisierte Verlangsamung der motorischen und sensiblen Nervenleitgeschwindigkeit, woraus man eine Stoffwechselstörung der Markscheiden erschließen kann. Selten führt der Diabetes zu einer axonalen Polyneuropathie.

Diese „subklinische" Affektion des peripheren Nervensystems bedroht natürlich die Gesundheit des Patienten nicht unmittelbar. Sie zeigt aber deutlich an, daß die Stoffwechselstörung nicht gut genug kontrolliert ist, sei es durch Diät oder Medikamente oder beide Maßnahmen. Einige Autoren sind der Ansicht, daß ein Diabetiker, der unter strikter Diät und angemessener oraler Medikamententherapie eine Polyneuropathie entwickelt, ein Kandidat für die Insulinbehandlung ist.

Die Feststellung einer subklinischen Polyneuropathie bei verwirrten oder deliranten Patienten kann dazu beitragen, den *Alkoholismus* als die Ursache der psychiatrischen Störung zu erkennen. Chronischer Alkoholabusus führt zu einer Polyneuropathie, die klinisch durch Abschwächung der Eigenreflexe und eine mäßige Parese der Muskeln an den Beinen, insbesondere der Extensoren von Fuß und Zehen charakterisiert ist (s. Kapitel 18), ohne daß grobe Sensibilitätsstörungen vorliegen. Die elektrophysiologischen Untersuchungen zeigen eine axonale Schädigung, die man an Denervierungspotentialen bei der Untersuchung mit der Nadelmyographie erkennt, während die Nervenleitgeschwindigkeit normal oder fast normal ist.

Die vollständige internistische Untersuchung der Patienten, deren chronische Polyneuropathie nicht in eine der bisher erörterten Kategorien fällt, verlangt Zeit, ist kostenintensiv und bleibt häufig ohne positives Ergebnis. Die nachstehende Liste führt einige der selteneren Ätiologien auf:

- Niereninsuffizienz
- paraneoplastisch, rheumatoide oder lupoide Arteriitis

- Porphyrie
- Vitaminmangel (B_1, B_6, B_{12})
- exogene Intoxikationen, z.B. durch Blei, Thallium oder Arsen.

40.2 Funikuläre Spinalerkrankung

Der Mangel an Vitamin B_{12} ist eine praktisch sehr wichtige Ursache der Arreflexie, weil hier ein behandelbarer Kranheitszustand vorliegt. Die Diagnose liegt nahe, wenn der Patient das voll ausgeprägte Syndrom der funikulären Spinalerkrankung hat, welches sich zusammensetzt aus Schwäche, Arreflexie, strumpf- und handschuhförmiger Gefühlsstörung bei gleichzeitiger Auslösbarkeit von pathologischen Reflexen, woraus man auf eine zusätzliche Funktionsstörung in den Pyramidenbahnen schließen kann (s. auch Kapitel 15). Die Diagnose wird nach Bestimmung von Vitamit B_{12} und/oder Folsäure im Serum und Schillingtest gestellt.

40.3 Neurale Muskelatrophie (hereditäre motorisch-sensorische Neuropathie, HMSN, Typ I)

Nicht in jedem Fall zeigt Abschwächung oder Fehlen von Eigenreflexen eine Polyneuropathie an. Es gibt angeborene degenerative Krankheiten, die heute unter dem Namen hereditäre motorisch-sensorische Neuropathie (HMSN) zusammengefaßt werden. Die Variante, die früher neurale Muskelatrophie oder Charcot-Marie-Tooth-Krankheit genannt wurde, kann einen sehr symptomarmen Verlauf nehmen und als „forme fruste" auftreten, bei der nur eine Arreflexie und ein korrigierbarer Hohlfuß vorliegt. Die Diagnose ist leicht, wenn man den Gegensatz zwischen den sehr auffälligen objektiven Zeichen (Fehlen der Reflexe, starke Verminderung der Nervenleitgeschwindigkeit) und dem fast vollständigen Fehlen von Beschwerden bedenkt. Auch wird man bei der Nadelmyographie keine oder kaum Denervierungsaktivität finden. Es ist sehr nützlich, nahe Verwandte der Patienten zu untersuchen, die in der Regel das gleiche Symptomenmuster zeigen wie der erkrankte Patient. Eine Nervenbiopsie klärt die Diagnose, wenn sie nach der starken Verlangsamung der Nervenleitgeschwindigkeit bei chronischem Verlauf nicht schon feststeht.

40.4 Spinozerebellare Ataxie (Atrophie)

Ähnlich ist die Situation bei den Varianten der spino-zerebellaren Ataxien (Atrophien), einer anderen Gruppe von hereditären degenerativen Krankheiten. Die traditionelle Unterscheidung zwischen einer juvenilen, primär spinalen Form, die gewöhnlich nach dem Erstbeschreiber Friedreich-Ataxie genannt wird, und einer Erwachsenenform, die sich primär in zerebellaren Symptomen manifestiert, und nach Nonne und Pierre Marie benannt ist, simplifiziert die tatsächlichen Verhältnisse sicherlich. Es gibt mehr Mischformen als die klassischen Extremformen. Das führende Symptom ist in allen Fällen eine lokomotorische Ataxie, die sich schleichend entwickelt und langsam, aber unaufhaltsam schlechter wird. Die Reflexe fehlen häufig. Die Familienanamnese kann unauffällig sein. Bildgebende Verfahren sind unzuverlässig. Man darf nicht erwarten, in allen Fällen eine Kleinhirnatrophie zu finden, in denen eine auffällige zerebellare Ataxie vorliegt. Wichtige Symptome bei der Friedreich-Ataxie sind: sensible Ataxie mit Abschwächung des Vibrationsempfindens, Hohlfuß, Kyphoskoliose, Kardiomyopathie, später Intentionstremor und Auftreten pathologischer Reflexe. Wichtige Symptome der zerebellären Ataxie sind Dysarthrophonie, spastische Paraparese, Hirnnerven- und Blickparesen.

40.5 Adie-Syndrom

Wenn die Pupillen deutlich asymmetrisch sind und die weitere scheinbar weder auf Licht noch auf Konvergenz/Nahesehen reagiert, sollte man den Verdacht haben, daß hier eine sogenannte *tonische Pupille* vorliegt. Wenn der Patient gleichzeitig eine Arreflexie der Beine hat, hat er mit größter Wahrscheinlichkeit ein Adie-Syndrom. Manchmal hat der Patient die Pupillenstörung selbst bemerkt. Er registriert eine zunehmende Blendungsempfindlichkeit, die auf der fehlenden Lichtreaktion (Kontraktion) der Pupillen beruht. Er kann auch bemerkt haben, daß er beim Lesen verschwommen sieht. Dies beruht auf der Unmöglichkeit, die Linse rasch auf Nahesehen einzustellen (Akkommodation). Manche Patienten bemerken eines Morgens, wenn sie in den Spiegel sehen, daß „ein Auge anders aussieht". Eine alternative Diagnose ist die infektiöse *Ganglionitis ciliaris*, die gleichartige Symptome hervorruft.

Die Asymmetrie und fehlende Lichtreaktion der Pupillen ist natürlich zunächst auf Neurosyphilis verdächtig, besonders dann, wenn der Patient gleichzeitig eine Arreflexie an den Beinen hat. Die serologischen Reaktionen im Blut sind aber negativ, und ophthalmologisch kann man feststellen, daß die Pupillenreaktionen nicht aufgehoben, sondern nur ganz stark verlangsamt sind. Die Ursache der Pupillenstörung ist eine Degeneration der parasympathischen Zellen im Ganglion ciliare. Wegen der parasympathischen Denervierung der Pupille findet sich eine Denervierungsüberempfindlichkeit auf cholinerge Substanzen. Diese kann leicht dadurch nachgewiesen werden, daß die betroffene Pupille sich prompt nach Applikation einer schwachen Lösung einer cholinergen Substanz kontrahiert, während die normale, nicht überempfindliche Pupille auf so schwache Lösungen nicht reagiert.

40.6 Tabes dorsalis

Manchmal findet sich eine Arreflexie bei einem Patienten, der an beiden Pupillen abnorme Reaktionen hat. Wenn beide Pupillen miotisch, etwas entrundet sind und nicht auf Licht, dagegen gut auf Konvergenz/Naheinstellung reagieren, liegt die Diagnose Tabes dorsalis nahe. Man muß dann durch serologische Untersuchungen im Serum und Liquor feststellen, ob die syphilitische Krankheit noch aktiv ist und also mit Penicillin behandelt werden muß, oder ob die Krankheit ausgebrannt ist und keine Therapie mehr verlangt. Die gleichen Überlegungen sind am Platze, wenn beide Pupillen weit, ungleich sind und ebenfalls schlecht oder nicht auf Licht, dagegen besser auf Naheinstellung/Konvergenz reagieren. Tabes-Patienten haben auch Störungen der Lageempfindung an den Beinen, fleckförmige Ausfälle der Schmerzempfindung und sind impotent.

40.7 Amyotrophische Lateralsklerose

In seltenen Fällen setzt diese Krankheit mit Areflexie der Beine ein. Die Diagnose wird nach folgenden Kriterien gestellt: der Patient hat nur motorische und keine sensiblen Beschwerden und Symptome. In den betroffenen, oft aber auch in scheinbar noch gesunden Muskeln, kann man Faszikulieren beobachten. Bei der ausführlichen elektromyographischen Untersuchung läßt sich eine frühe Generalisierung des Denervierungsprozesses nachweisen, die oft im Gegensatz zur normalen oder fast normalen Kraftentwicklung und zur normalen Nervenleitgeschwindigkeit steht. Da es gegen die amyotrophische Lateralsklerose keine erfolgversprechende Therapie gibt, ist dies eine sehr schwerwiegende Diagnose. Man sollte also zwei ergänzende diagnostische Maßnahmen erwägen:

1. Biopsie eines nur wenig betroffenen Muskels und des rein sensiblen N. suralis in allen solchen Fällen, in denen die Diagnose nicht völlig zweifelsfrei feststeht. Klinisch ist die Diagnose absolut sicher, wenn der Patient zu den genannten Symptomen eine Bulbärparalyse mit Faszikulieren der Zunge, einer bulbären Dysarthrie mit Veränderungen von Artikulation, Phonation und Atmung hat, während gleichzeitig der Masseterreflex sehr lebhaft ist. Die Suralisbiopsie wird ausgeführt, weil der rein sensible N. suralis bei einem klassischen Fall von amyotrophischer Lateralsklerose intakt sein soll.
2. Wir untersuchen unsere Patienten sorgfältig auf Syphilis, einen malignen Tumor oder eine Gammopathie. Für diese Krankheiten bzw. Krankheitsgruppen ist eine symptomatische amyotrophische Lateralsklerose beschrieben worden.

41 Zerebelläre Ataxie

Kleinhirnataxie ist eine Störung der efferenten motorischen Kontrolle. Sie ist deshalb nur in ganz geringem Maße von der Intaktheit sensibler Afferenzen abhängig. Das bedeutet für die neurologische Untersuchung, daß Kleinhirnataxie nicht nur dann vorhanden ist, wenn Augenschluß das motorische System der visuellen Informationen beraubt, die bei offenen Augen die fehlende propriozeptive Information teilweise ausgleichen können. Vielmehr ist die Haltung des Rumpfes und sind die Bewegungen der Gliedmaßen auch dann ataktisch, wenn die Augen geöffnet sind und das ZNS visuelle Informationen über die Außenwelt und die Position des Körpers zur Verfügung hat. Entsprechend der Lokalisation im Kleinhirn oder in den zerebellipetalen oder zerebellifugalen Bahnen findet man Rumpfataxie, lokomotorische Ataxie, Intentionstremor, Nystagmus und zerebelläre Dysarthrie. Für Einzelheiten wird auf Lehrbücher verwiesen.

41.1 Multiple Sklerose

Kleinhirnataxie tritt am häufigsten bei multipler Sklerose auf. Die viel zitierte Charcotsche Trias, d. h. Nystagmus, Intentionstremor und skandierende Sprache oder besser: zerebelläre Dysarthrophonie wird nur in sehr fortgeschrittenen Stadien der Krankheit beobachtet. Die heute relative Seltenheit dieser Trias ist leicht verständlich, wenn man bedenkt, daß Charcot seine Beobachtungen an Patienten in einem Pariser Altenkrankenhaus machte. Auf der anderen Seite des Spektrums finden sich Kinder, die ein akutes Syndrom bieten, welches Elemente der Charcotschen Trias enthält, dazu aber noch verschiedene Zeichen der Hirnstammfunktionsstörung aufweist. Unter diesen sind die horizontale Blickparese, Symptome der langen motorischen und sensiblen Bahnen, Hirnnervenlähmungen, verminderte Vigilanz und selbst Atemstörungen zu nennen. Dieses Syndrom war in der alten Literatur als „encephalitis pontis et cerebelli" beschrieben worden. Es nimmt häufig einen sehr ungünstigen Verlauf.

Die Mehrzahl der Fälle von MS befindet sich zwischen diesen beiden Extremen. Um die Diagnose der multiplen Sklerose mit Sicherheit zu stellen, muß man eine multilokuläre Lokalisation von Funktionsstörungen im Zentralnervensystem und einen schubweisen Verlauf nachweisen, d.h. Schübe, die von Remissionen gefolgt sind. Charakteristische Kombinationen von Beschwerden und Symptomen sind: Optikusneuritis mit einseitiger oder beidseitiger Erschwernis des Lesens oder Trübesehen auf einem Auge oder auf beiden Augen. Als Folge der retrobulbären Optikusneuritis findet man die temporale Abblassung der Sehnervenpapillen. Weitere Beschwerden sind Taubheitsgefühl und Kribbelparästhesien in den distalen Extremitätenabschnitten und das Zeichen von Lhermitte. Es besteht in unangenehmen Kribbelparästhesien, die entweder den Rücken hinab oder in beide Arme laufen, sobald der Kopf nach vorne gebeugt wird. Typische objektive Zeichen sind Abschwächung der Bauchhautreflexe, pathologische Reflexe und Blasenstörungen, die man heute durch urodynamische Untersuchung gut objektivieren und übrigens auch nach der differentiellen Diagnose einer geeigneten Therapie zuführen kann. Ein häufiges, aber nicht gut erklärbares Symptom ist allgemeine Ermüdbarkeit die man besonders bei chronisch Kranken findet.

Es gibt auch rein chronische Verläufe, und bei diesen sind Zusatzuntersuchungen von größtem Nutzen. Die multilokuläre Lokalisation von Herden im ZNS läßt sich durch elektrophysiologische Untersuchungen funktionell nachweisen. Dies sind die visuellen und die somato-sensorischen Reaktionspotentiale, die akustisch evozierten Potentiale und der Blinkreflex. Heute kann man die motorischen Bahnen mit der transkraniellen Magnetstimulation auf ihre Leitfähigkeit überprüfen. Im CT kann man Areale verminderter Dichte finden, die nicht Gefäßterritorien entsprechen. Ein häufiger, aber unspezifischer Befund im CT ist eine globale Verminderung des Hirnvolumens. Im MRI sieht man sehr frühzeitig Entmarkungsherde, besonders in periventrikulärer Anordnung.

Die Liquoruntersuchung kann die Verdachtsdiagnose stützen, wenn die lokale Synthese von IgG nachgewiesen wird. Dies geschieht durch eine pathologische Erhöhung des Delpech-Lichtblau-Quotienten und durch den Nachweis oligoklonaler Unterfraktionen des IgG durch die Methode des isoelektrischen Focussing. Der Delpech-Lichtblau-Quotient errechnet sich nach der Formel:

$$\frac{\text{IgG (CSF)}}{\text{IgG (Serum)}} : \frac{\text{Albumin (CSF)}}{\text{Albumin (Serum)}}.$$

Auf die Liquorbefunde allein darf sich die Diagnose aber ebensowenig stützen wie auf die Kernspintomographie. Einzelne Befunde sind immer vieldeutig.

41.2 Postinfektiöse Enzephalomyelitis mit Befall des Kleinhirns

Beim ersten Schub einer disseminierten Enzephalomyelitis ist die wichtigste Differentialdiagnose gegen die parainfektiöse Enzephalomyelitis zu stellen. Dies ist eine immunologische Reaktion des ZNS auf systemische Virusinfektion oder Vakzination. Pathologisch-anatomisch findet man multiple Herde perivenöser zellulärer Reaktion und Entmarkung. Dadurch wird die Anforderung der multilokulären Lokalisation erfüllt. Das Kleinhirn wird besonders häufig bei Masern und Windpocken befallen. Bei der parainfektiösen Enzephalomyelitis wird man aber keinen schubweisen Verlauf nachweisen. Die Bestätigung der vermutlichen Virusinfektion durch serologische Tests bleibt leider in den meisten Fällen aus, weil es sehr viel mehr Viren als spezifische Nachweismethoden gibt.

41.3 Chronische Intoxikation

Viele Substanzen führen bei chronischer Intoxikation zur Charcotschen Trias (s. Abschnitt 41.1). Zusätzlich ist bei chronischer Intoxikation die psychische Reaktivität vermindert, weil die Substanzen sedierend wirken. Die Patienten haben keine klaren Schübe und Remissionen, wenn auch der Zustand entsprechend der Intensität der Medikamenteneinnahme fluktuieren kann. Der Nachweis der Intoxikation im EEG, durch toxikologische Untersuchung von Blut und Urin und mit Hilfe von Geräten zur Serumspiegelbestimmung von Antiepileptika ist im Kapitel 25 beschrieben. Absetzen der Zufuhr der sedierenden Substanzen im Krankenhaus führt entweder zu einer raschen Besserung oder zu Entziehungskrämpfen, was beides von großem diagnostischen Wert ist.

41.4 Infarkt im Versorgungsgebiet der Kleinhirnarterien

Bei Patienten in fortgeschrittenem Lebensalter sieht man eine akute Kleinhirnataxie nach embolischem oder autochthon-thrombotischem Verschluß einer der großen Kleinhirnarterien. Charakteristisch ist das plötzliche Einsetzen, das Fehlen von Kopfschmerzen vor dem Ereignis, das Fehlen einer Stauungspapille und die erhaltene Wachheit während der ersten Tage. Dopplersonograpische Untersuchungen können ein Widerstandsprofil über einer der Vertebralarterien zeigen. Der Liquor ist normal, wenn man sich zur Lumbalpunktion entschließt. Die Untersuchung hat aber keine hohe Priorität. Im Computertomogramm wird man am 2. Tage eine umschriebene, gefäßabhängige Zone verminderter Dichte erkennen. Die bildgebenden Verfahren lassen auch eine Kleinhirnblutung erkennen, die man rein klinisch nicht gut erkennen kann. In beiden Fällen kann sich ein Hydrocephalus occlusus durch Kompression des 4. Ventrikels entwickeln. Es ist lebensrettend, im CT die raumfordernde Wirkung der Läsion zu erkennen, weil Tumoren, Blutungen, aber auch große Infarkte den Patienten durch Einklemmung des Hirnstamms gefährden können. Bei solchen Fällen ist die Anlage eines Shunts oder die operative Dekompression der hinteren Schädelgrube notwendig.

41.5 Spätatrophie des Kleinhirns

Die Spätatrophie ergreift besonders den Kleinhirnvorderlappen. Das führende Symptom ist eine lokomotorische Ataxie der Beine und auch eine Rumpfataxie. Der Finger-Nasen-Versuch ist geringer beeinträchtigt. Eine Sprechstörung fehlt, ebenso Nystagmus, oder er ist nur sehr geringfügig ausgeprägt. „Spätatrophie" bezieht sich auf das Alter der Patienten und bedeutet nicht, daß sich diese Atrophie langsam chronisch entwickelt. Manche Patienten bekommen innerhalb eines Tages ein so schweres zerebelläres Syndrom, daß sie weder gehen noch sitzen können. Die häufigste Ursache ist chronischer Alkoholmißbrauch. Es gibt auch paraneoplastische Fälle, besonders bei Ovarialkarzinom. Bei einer kleinen Gruppe von Patienten findet man keine zugrundeliegende Krankheit. Im CT sieht man oft die Atrophie des Kleinhirnvorderlappens.

41.6 Raumfordernde Läsion des Kleinhirns oder Hirnstamms

Tumoren oder Abszesse (oder Blutungen s. Abschnitt 41.4) im Kleinhirn machen sich häufiger durch Kopfschmerzen, Neigung des Kopfes zur Seite der Läsion (vestibular tilt) und Nackensteifigkeit als durch Ataxie bemerkbar. Der Grund dafür ist, daß sich diese Patienten nicht frei bewegen, weil sich bei ihnen intermittierend eine Abflußbehinderung des Liquors entwickelt, die ihren Zustand kritisch verschlechtert. Nur in seltenen Ausnahmen (z.B. Angioblastom, d.h. Lindautumor, akute Blutung) findet man keine Stauungspapille. Die Diagnose verlangt die Anwendung bildgebender Verfahren und/oder die Angiographie. Eine Lumbalpunktion kann das Leben der Patienten gefährden, weil eine Verminderung des spinalen Liquordruckes im Vergleich zum intrakraniellen Liquordruck zur Herniation des Kleinhirns in das Foramen magnum führen kann.

41.7 Miller-Fisher-Syndrom

Dies ist eine Variante des Guillain-Barré-Syndroms, bei der neben den Zeichen der Polyneuritis Ophthalmoplegie und Kleinhirnataxie auftreten. Das Syndrom ist im Kapitel 10 ausführlich beschrieben. Hier ist darauf hinzuweisen, daß im Frühstadium die Zeichen der Polyneuropathie gelegentlich nur gering ausgeprägt sind und lediglich in einer Verminderung der Eigenreflexe bestehen. Die Ophthalmoplegie kann erst nach der Kleinhirnataxie einsetzen.

41.8 Hereditäre Ataxie

Die Erwachsenenform der hereditären Ataxie, die ursprünglich durch Nonne und Pierre Marie beschrieben worden war, äußert sich in der chronischen Entwicklung einer Kleinhirnataxie. Diese Patienten können nicht sicher stehen, ihr Gang ist ataktisch, es besteht aber auch lokomotorische Ataxie der Arme, und alle Elemente des Sprechens (Artikulation, Phonation und Sprechatmung) sind unkoordiniert. Besonders die Phonation variiert in ihrer Stärke erheblich. Das Sprechen ist gewöhnlich laut und tief („Löwenstimme“). Die Artikulation ist verwaschen, und der Patient skandiert jede einzelne Silbe. Nystagmus fehlt oder ist nur sehr gering ausgeprägt. Die Familienvorgeschichte ist oft negativ. Der Liquor ist normal. Bildgebende Verfahren müssen nicht notwendig eine Kleinhirnatrophie zeigen, jedenfalls nicht im ersten Stadium der Krankheit. Man beobachtet keine Schübe oder Remissionen. Der Verlauf ist progredient. In fortgeschrittenen Stadien haben die Patienten pathologische Reflexe und auch Optikusatrophie.

41.9 Olivo-ponto-zerebelläre Atrophie

Diese Krankheit gehört zu den degenerativen Prozessen. Sie verläuft schneller als die Gruppe der Kleinhirnatrophien. Gewöhnlich treten zunächst extrapyramidale Symptome auf, die an eine akinetische Form der Parkinson-Krankheit erinnern. Danach folgt die Entwicklung einer Kleinhirnataxie. Die Patienten werden dement. Unter den Hirnstammzeichen findet man am häufigsten eine horizontale Blickparese. Im CT sieht man eine Atrophie von Hirnstamm und Kleinhirn, später auch eine Großhirnatrophie.

41.10 Funikuläre Spinalerkrankung

Die Krankheit ist im einzelnen im Kapitel 2 beschrieben. Hier wird nur darauf hingewiesen, daß Ataxie ein hervorstechendes Symptom sein kann (sensible Ataxie).

41.11 Wernicke-Enzephalopathie

Auch die Wernicke-Enzephalopathie, die auf Mangel an Vitamin B_1 (Thiamin) beruht, ist an anderer Stelle ausführlich besprochen (Kapitel 6.12). Die charakteristischen Symptome sind: zerebelläre Ataxie, okulomotorische und pupillomotorische Störungen und seltener eine Verminderung der Vigilanz. Die Kombination von Nystagmus, Ataxie und den genannten Augensymptomen sollte den Verdacht erwecken, daß diese behandelbare Krankheit vorliegt. Es gibt keinen Resorptionstest für Vitamin B_1. Die Diagnose ergibt sich meist ex juvantibus (Besserung nach parenteraler Zufuhr von Vitamin B_1).

41.12 Tabes dorsalis und sensible Polyneuropathie

Die spinale oder besser: sensible Ataxie ist eines der Symptome der Tabes dorsalis. Im Gegensatz zur Kleinhirnataxie kann die lokomotorische Unsicherheit und auch die Schwierigkeit des Stehens, besonders in Romberg-Stellung, bei diesen Patienten wenigstens teilweise durch visuelle Afferenzen ausgeglichen werden. Die Diagnose Tabes dorsalis ist in Kapitel 2 und 40 erörtert. Eine sensible Ataxie liegt auch bei bestimmten Fällen von sensibler Polyneuropathie vor, bei denen dann noch distale Parästhesien, Abschwächung der Eigenreflexe und Verminderung der Nervenleitgeschwindigkeit zu finden sind.

41.13 Jakob-Creutzfeldt-Krankheit, zerebelläre Form

Es gibt eine rein oder vorwiegend ataktische Variante der seltenen Jakob-Creutzfeldt-Krankheit. Die Diagnose ist zu Lebzeiten fast nie zu stellen. Das EEG muß nicht notwendig die charakteristischen triphasischen Komplexe zeigen. Die Veränderungen in den bildgebenden Verfahren sind unspezifisch, der Liquor ist normal. Die Diagnose kann nur gestellt werden, wenn man den besonders raschen Verlauf des Syndroms berücksichtigt und wenn man Zeichen der Beteiligung anderer motorischer Systeme, z.B. der langen motorischen Bahnen oder der Stammganglien findet.

Sachverzeichnis